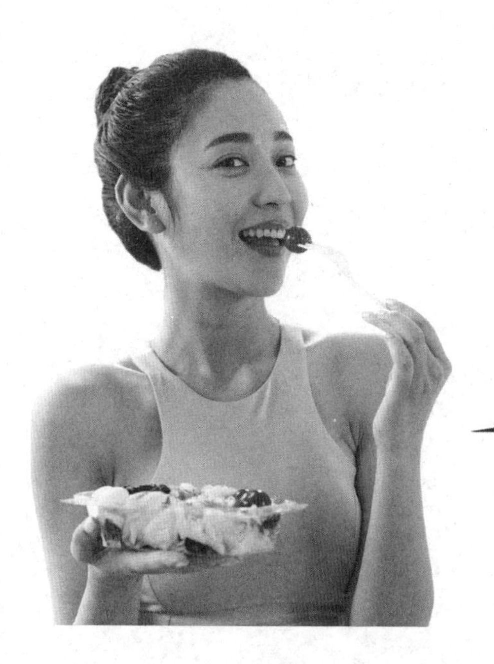

美丽的女人是吃出来的

华 业⊙编著

中国商业出版社

图书在版编目（CIP）数据

美丽的女人是吃出来的 / 华业编著 . — 北京：中国商业出版社，2008.3

ISBN 978-7-5044-6048-6

Ⅰ . ①美… Ⅱ . ①华… Ⅲ . ①女性 — 饮食营养学 — 通俗读物 Ⅳ . ① R153.1-49

中国版本图书馆 CIP 数据核字（2007）第 170112 号

责任编辑：刘毕林

中国商业出版社出版发行

010-63180647　www.c-cbook.com

(100053　北京广安门内报国寺 1 号)

新华书店经销

天津冠豪恒胜业印刷有限公司印刷

*

710 毫米 ×1000 毫米　16 开　17 印张　230 千字

2008 年 4 月第 1 版　　2019 年 3 月第 2 次印刷

定价：48.00 元

*　*　*　*

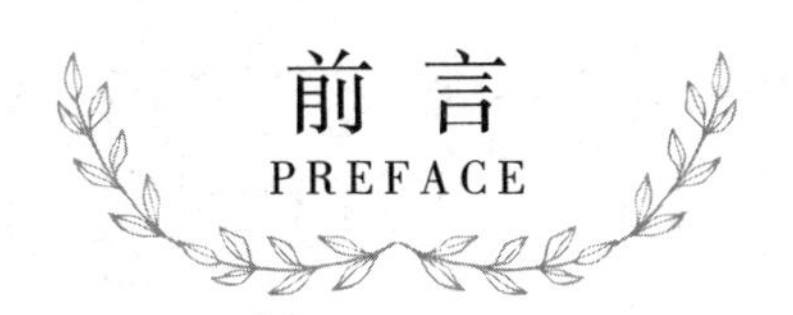

前言

PREFACE

女人先天与后天的美丽，其实有一个共同点，那便是天然的美丽。只不过先天美丽是人出生以前爹妈的基因天然组合的美丽；后天美丽是人出生以后合理补养、天然演化的美丽。而人造的美丽，是人出生后人为整容整出的美丽，故此不能叫后天美丽。由此便引申出一个命题：后天美丽只能是吃出来的，是凭绿色、健康的饮食养分与人体融合自然生成的美丽。

人体的美丽主要表现为面色红润，头发稠密，身材均匀，精神饱满，这是建立在营养的基础之上的。与健康因果相连，有了健康，才会有美丽。如果把美丽的产生通俗明了地表述则为：营养——健康——美丽。因此，只有合理地吃丰富的食品，供给充分的营养才能使人健康美丽。

人体内主要的营养素是：一、蛋白质、脂肪、糖（即碳水化合物）；二、盐和水；三、维生素及微量元素。每天身体正常活动的能量来源于蛋白质、脂肪和糖。糖和脂肪的主要作用是为身体提供热能，蛋白质的主要作用是除部分供应热能外，更重要的是它是构成机体组织细胞的物质。盐和水主要参与体内各种物质的代谢及调节水电解质平衡。维生素和微量元素的主要作用是维护细胞的功能，即各种酶的激活剂。缺乏了营养素会对人体造成损害，甚至危及生命。脂肪和糖供给不足，可使人体缺乏能量，各组织器官无能量供给将逐渐衰退，人就无力活动；若蛋白质供给不足，体内组织细胞就不能够再生，人就像树一样枯萎而衰弱，体内若缺了盐和水，机体的代谢就会出现紊乱。维生素和微量元素供给不足时，将会使体内的酶失去活性，细胞的正常代谢就会受到影响，大量的细胞将逐渐衰亡。通过了解营养对人体内的重要作用，更能明白人的美丽是靠吃的营养浇灌出来的。每天吃的食物中营养素的量够不够，配比是否合适，对你的美丽十分重要。

女人的美丽应该是这样吃出来的：有准备地吃，有选择地吃，有节奏地吃，有心地吃，有调养地吃。这样才能吃出红润，吃出美白，“吃”去黑斑，吃出靓发，吃出苗条，吃出丰满，吃出挺拔，吃出快乐……本书有对日常生活中常见食材美容养颜效果的介绍，有让食物养颜护肤与好吃兼得的烹调方法的指点，也有结合明星养颜对女性美容观念的引导，是女性朋友手边必备的饮食美容顾问。

目 录
CONTENTS

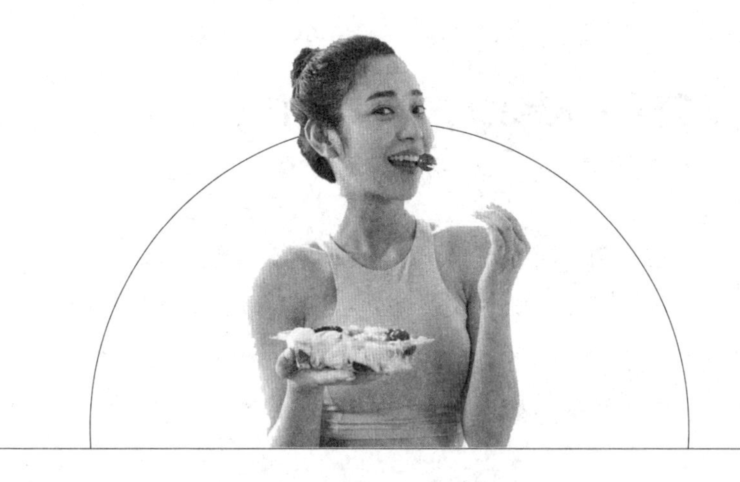

第一章　为什么吃跟女人的美丽有关系

女人的美丽由内养和外养两方面组成，内养是根，是学识、阅历、气质、品行、世界观，是精神和心灵。外养是形，是进食、养生、美容、化妆，是驻颜有术，花开不败。

内养外养互为作用、互为协调，才打造出一个魅力四射的你。只靠内养的女人生硬、呆板；仅有外养的女人浅薄、缺少韵味，惟有内养外养结合的女人才会散发出恒久的风情和韵味。

一、善于膳食：聪明女人的美丽心经

“女人的美丽是吃出来的”，这话很有道理。但这里的“吃”不是暴食暴饮，不是三天吃两天不吃，更不是没头没脑地傻吃。这里的“吃”是有节奏地吃，有准备地吃，有选择地吃，有心地吃，更似调养。只有调养，女人才能时时光润，岁岁美丽。

1. 调养是一门学问

女人的调养是一门学问，也是女性抗衰老的核心问题。对于繁忙和压力过大的现代职业女性而言，更要重视调养。现代人的调养有两种方式，一是注重传统和基础营养的方式，比如注意果蔬、肉类、豆类、谷麦类以及低脂和无脂食品的合理均衡摄取；二是选用科学而效率更高的健康食品，也就是常说的保健品。

不管采取哪类方式，都有许多行之有效的具体方法。在诸多的方法中，应该先从最基础的事项做起。

（1）女人应尽可能多食用如豆腐、海带、萝卜等碱性食物，可以使人体呈弱碱性，有益于促进细胞的新陈代谢，使肌肤健康、平滑、富有光泽，这类食物被称为美容食品。同时应控制如鸡肉、牛肉、玉米、啤酒等弱酸性食品。减少食物中的盐分和糖分含量，以减轻内脏功能负担，并应保持三餐饮食营养均衡，使得内脏功能运转正常化，这是创造良好肌肤状况的一大要素。

（2）不少女人过于注重蔬菜水果，这是一个误区。过多食用蔬菜水果，而忽略其他营养，这会衰减皮肤细胞组织功能。此外，直接供给皮肤细胞的营养主要为蛋白质、脂肪，其中以蛋白质最为重要，它是构成真皮层弹性胶原纤维的重要部分，对维持人体正常的新陈代谢起着非常重要的作用，它可以维持皮肤健康，参与细胞的能量代谢。因此，适量地食用优质蛋白质是值得女性重视的。

（3）营养学专家认为，素食者更健康。这一观念已被越来越多的研究成果证明。所谓素食，是指膳食的构成以植物性食物为主，动物性食物很少或一点不沾。营养学家也认为，对于女性而言，摄取素食不仅有益健康，而且有助于排毒养颜和减肥。除了摄取常规的基础性营养，如蛋白质、脂肪、糖类、维生素、矿物质、水、膳食纤维等七大营养元素之外，还应根据自己的年龄、身体状况和特定需求，选择不同的保健品。美容类的保健品主要有卵磷脂、核酸、蜂王浆、花粉、抗氧化物等。保健品作为一种补充食物，要坚持服用，在饭前空腹食用更有利于吸收，不过，保健品含有特别的功效，人体的需求量是有限的，超过限量是有害的。

（4）水是美容圣品，也是最经济实惠的美容佳品，建议你养成清晨空腹饮水的习惯。每天应喝足 6 ~ 8 杯水，以补充足够的水量。随着年龄增大，体内细胞水分减少，多喝水更为重要。

美丽原理：容颜的美丽，形体的健美，人的智力开发与衰老过程，都与饮食营养有着密切的关系。皮肤、颜面的美丽是人体健康的外在表现。健康的人自然会容光焕发，充满活力，皮肤红润光泽富有弹性，身材匀称而富有曲线美。食疗和美容共体，就是通过饮食调养使机体达到最佳的健康状态；通过调整人体的生理功能，改善不良的身体状况和皮肤状态以及外部养护来实现维护健康和美化容貌、延缓衰老的目的。“药补不如食补”正是强调饮食调养对人体健康的重要性；食疗与人体健康和养容驻颜息息相关，利用饮食养颜护肤、共体瘦身、益智减压及抗衰老，安全且无毒副作用，方便应用，易于坚持。因此，只要在日常生活中合理安排饮食，或根据身体状况进行饮食调养，就能在享受美味的同时使身体得到滋补，疾病得到治疗，容貌得到美化。

2. 饮食健美食谱

（1）养颜。养容驻颜与抗老防衰是密不可分的。葵花籽和南瓜籽富含锌，人体缺锌会导致皮肤迅速生皱纹。为此，人们每天嚼食几粒葵花籽或南瓜籽，可使皮肤光洁，延缓皱纹的形成。同时，每天早晚各吃一个猕猴桃，猕猴桃富含维生素C，有助于血液循环，更好地向皮肤输送营养物质。动物肝脏、乳类含有大量维生素A，而维生素A可使皮肤富有弹性，延缓松弛。

（2）美发。人到30~40岁，头发开始老化。而头发的健美是美的关键，青年期就要给予适当的养护。鸡蛋富含硫，每周吃4个鸡蛋，可以使头发亮泽。锌和维生素B族可以延缓白发的生长。高蛋白食物如肉类、鱼类、蛋类等，再配上新鲜的蔬菜，对浓密的头发来说将起着重要的作用，因为头发的97%由角质蛋白组成。

（3）明目。明亮而有神的双眼，可以增加一个人的自然美韵。每周吃3次用植物油烧制的胡萝卜。胡萝卜富含维生素A、E，能增强视力，起到明目的作用。用带麸皮的面粉做的面包含有大量的硒元素，常吃这种面包，可使眼睛免遭细菌、病毒的侵害，有助防患眼疾。维生素C能改善视力，经常吃柑橘类水果有助眼睛防护。

（4）秀甲。秀美的指甲可以给女性增添妩媚，注意科学饮食，女子将拥有一双晶亮艳丽的玉指。酸奶含有促进指甲生长的蛋白质，每天喝一瓶酸奶大有好处。常吃核桃和花生能预防指甲断裂，核桃和花生富含能使指甲坚固的生长素。

（5）固齿。整齐而洁白的一口牙齿，能给人一种美的感受。每天吃150克奶酪，并加一个柠檬。奶酪里的钙能使牙齿坚固。柠檬里的维生素C能杀灭口腔里导致龋齿的细菌。此外，多吃鱼和家禽也有益于保护牙齿，因为这些肉类食品中含有固齿的磷元素。

美丽原理：美的关键应当来自人体内部，许多有益于人体健美的食品，对一个人的健美将会起到意想不到的作用，这些食物中含有人体必需的各种营养物质，能够弥补阴阳气血的不断消耗，人们按照并遵循去做，将使容颜改变，现代生活更加美好、欢乐。

3. 会吃让你拥有好睡眠

想保证一天7~8个小时的充足睡眠的秘诀是什么呢？这里有十种食物，你可以挑一两种好好尝尝，它们不仅可以使你放松紧绷的肌体，还能平静浮躁的心绪，使你变得安静舒适。因为这些食物富含多种如复合胺和N-乙酰-5-甲氧基色胺具有催眠作用的激素。

（1）香蕉。香蕉实际上就是包着果皮的“安眠药”，它除了含有丰富的复合胺和N-乙酰-5-甲氧基色胺之外，还富有能使肌肉放松的镁。

（2）菊花茶。菊花茶之所以成为睡前配制茶饮品的首选，主要是因为其柔和的舒眠作用，是凝神静气的最佳天然药方。

（3）温奶。睡前喝杯温奶有助于睡眠的说法早已众人皆知，因为牛奶中包含一种色氨酸，它能够像氨基酸那样发挥镇静的功效。而钙能帮助大脑充分利用这种色氨酸。将温和的牛奶盛在奶瓶中，那更会带给你一种回到幼年的温馨之感，轻轻地告诉你“放松些，一切都很好”。

（4）蜂蜜。大量的糖分具有兴奋作用，但是少量的葡萄糖能够适时地暗示大脑分泌苯基二氢喹唑啉，这是一种与思维反应相关的神经传递素。

所以滴几滴蜂蜜到温奶或者香草茶中也是有助于睡前放松的。

（5）土豆。一个小小的烤土豆是不会破坏你的胃肠道的，相反它能够清除那些妨碍色氨酸发挥催眠作用的酸化合物。如果混合温奶做成土豆泥的话，效果会更佳。

（6）燕麦片。燕麦是很有价值的睡前佳品，含有富足的N-乙酰-5-甲氧基色胺。煮一小碗燕麦片，加少许蜂蜜混合其中是再合适不过了。

（7）杏仁。杏仁同时含有色氨酸和松缓肌肉的良药——镁。所以，吃少量利于心脏健康的杏仁之类坚果也是催眠的又一妙招。

（8）亚麻籽。亚麻籽可称作“振奋情绪的天然食品”，富含Omega-3和脂肪酸。当你的生活遇到阻碍，情绪低落之时，不妨试着在你的舒睡燕麦粥上洒上两大匙的亚麻籽，也许会产生意想不到的效果。

（9）全麦面包。一片面包，搭配茶和蜂蜜，能够帮助人体释放一种胰岛素，这种胰岛素能够使得色氨酸到达人脑并在那转化为复合胺。就好像有人在耳边低语：“是睡觉时间了”。

（10）火鸡。每到感恩节，人们都能打上香香的盹儿，这得归功于火鸡，它被认为是色氨酸的最好来源。但这也只是现代民间传说而已。当你的胃基本处于空腹状态而非饱腹，有相当的碳水化合物而非大量蛋白质时，色氨酸就会开始工作了。深夜在若干全麦面包上放上一两片薄薄的火鸡切片，也许你会在厨房就开始你的睡眠之旅。

美丽原理：上述食品中含有能够让人镇定、安眠的物质，如香蕉中富含让人远离忧郁的维生素B_6、对抗紧张情绪的矿物质镁，还是人体必需的氨基酸——色氨酸的来源，这几种物质一同起作用，就成为人体制造血清素的主要原料，具有镇定、安眠的功效。另外，蛋白质、糖、维生素C、钙、磷、铁等，具有补脾安神作用，多补充这些营养元素，能加快入睡时间。

二、对症下药：会吃才能让肌肤更美

1. 了解肌肤所需的维生素

如果身体缺乏生命元素，那么精致的化妆不代表美丽。也许你可以清楚地辨别每一个知名品牌的化妆品，区分每一种香水适合的装束，可是你对维生素对皮肤的功效了解多少呢？对症美食，来一场健康的食疗，才能找回属于皮肤应有的色彩。

（1）原维生素A。它存在于胡萝卜、羽衣甘蓝、哈密瓜等食品中。人体对它的需求量为每天2至4毫克。这可以从50克的胡萝卜或70克的哈密瓜中摄取。

如果缺乏原维生素A，会导致皮肤没有光泽，干燥。

（2）维生素A。维生素A的含量在黄绿色蔬菜及水果、内脏、肝脏、蛋黄、人造奶油、牛奶及鱼肝油中，皆相当丰富。但是，维生素A须先在人体内经转化作用后，才可发挥作用。对皮肤而言，可调节表皮及角质层之新陈代谢、保护表皮、粘膜，使细菌不易侵害。因此，维生素A在抗老化、去皱纹、使皮肤斑点淡化、光滑细嫩及预防皮肤癌等，临床运用上相当广泛。维生素A若服用过量，会有头痛、恶心、呕吐及骨骼病变；尤其是孕妇，需特别注意其安全用量，以免产生畸形儿。

如果缺乏维生素A，会导致皮肤干燥粗糙。

（3）维生素B_1。它存在于粗面粉制品、猪肉、荚果类植物等食品中。人体对它的需求量为每天1. 0至1. 3毫克。人们可以从100克粗面粉制成的面包里，或是猪肉里摄取。特别应留心的是，每天定量摄取。

如果缺乏维生素B_1，容易导致疲劳、丧失胃口、使皮肤过早衰老，产生皱纹。

（4）维生素B_2。它存在于动物的肝脏、菌类、鱼类、鸡蛋和牛奶等食品中。人体对它的需求量为每天1. 2至1. 5毫克。人们可以从50克的猪肝或是200克的蘑菇中摄取。

如果缺乏维生素B_2，会导致皮肤干裂粗糙、嘴角干裂、瘙痒等症状。过剩吸收会引起小便过黄。

（5）维生素C。维生素C的美白作用，主要是基于抗发炎作用，它可防止晒伤，维生素C也能促进伤口的愈合。然而维生素C却又是修补这些伤害的重要抗氧化剂。因此，近来便广泛地运用于抗老化、修补日晒伤害等方面。

如果缺乏维生素C，则影响到结缔组织的功能，促使容易受到自由基的侵袭而造成变性。

（6）维生素E。维生素E在谷类、小麦胚芽油、棉籽油、绿叶蔬菜、蛋黄、坚果类、肉及乳制品中，均含量丰富。维生素E的作用，可减少维生素A及多元不饱和脂肪酸的氧化、控制细胞氧化、促进伤口的愈合、抑制皮肤晒伤反应及癌症之产生。一般来说，维生素E及维生素C若能合并使用，二者可相辅相成，增强其作用。维生素E为脂溶性，若长期服用超过安全用量，则会导致静脉炎、肺栓塞、血脂肪过高等副作用，须谨慎服用。

美丽原理：维生素是皮肤不可缺少的营养素。维生素在人体内的含有量很小，但生理作用很大，绝对不能缺少。因为维生素往往作为体内一些重要酶的辅助成分，参与广泛的生化反应，决定了某些十分重要的代谢过程。它在人体内不能合成，或者不能足量合成，必须通过外界供给。一旦缺乏某种维生素，身体无一例外地会发生相应的代谢障碍，并表现出临床症状。根据维生素的溶解性能，可将维生素分为两大类：脂溶性维生素和水溶性维生素。脂溶性维生素包括维生素A、D、E和维生素K。水溶性维生素包括维生素C和B族维生素。维生素这种天然的化妆品，是肉眼看不到的要素，对美容具有特别的功用。维生素能使皮肤白嫩结实有力，同时使衰老的皮肤细胞新陈代谢、痊愈伤口、防止皮肤干燥。维生素还可促进眼睛明亮、血液清洁、牙齿坚实漂亮。

2. 护肤的饮食原则

现代科学研究发现，皮肤的细腻和光洁程度与真皮中透明质酸酶含量有密切关系，而透明质酸酶又与雌激素分泌量有密切关系。科学家发现，卵巢分泌雌激素增加时，雌激素在真皮内与某些特异受体相结合，从而促进透明质酸酶的形成。这种酶能促进皮肤对水、微量元素、维生素等的吸收，从而使皮肤水分、微量元素和维生素含量充足，使皮肤细腻光滑。那么在饮食上怎样才能使皮肤健美呢?

（1）适量饮水。人体组织液里含水量达72%，成年人体内含水量为58%~67%。当人体水分减少时，会出现皮肤干燥，皮脂腺分泌减少，从而使皮肤失去弹性，甚至出现皱纹。为了保证水分的摄入，少女每日饮水量应为1200毫升左右。

（2）常吃富含维生素的食物。维生素对于防止皮肤衰老，保持皮肤细腻滋润起着重要作用。日本学者发现维生素E对于皮肤抗衰有重要作用。因为维生素E能够破坏自由基的化学活性，从而抑制衰老。维生素E还有防止脂褐素沉着于皮肤的作用。科学家们发现，脂褐素的生成与过氧化脂类有关。含维生素E多的食物有卷心菜、葵花籽油、菜籽油等。维生素A、B2也是皮肤光滑细润不可缺少的物质。当人体缺乏维生素A时，皮肤会变得干燥、粗糙有鳞屑；若缺乏维生素B_2时，会出现口角乳白、口唇皮肤开裂、脱屑及色素沉着。富含维生素A的食物有动物肝脏、鱼肝油、牛奶、奶油、禽蛋及橙红色的蔬菜和水果。富含维生素B_2的食物有肝、肾、心、蛋、奶等。

（3）多食含铁质的食物。皮肤光泽红润，需要供给充足的血液。铁是构成血液中血红素的主要成分之一，故应多食富含铁质的食物。如动物肝脏、蛋黄、海带、紫菜等。

（4）增加富含胶原蛋白和弹性蛋白食物的摄入量。胶原蛋白能使细胞变得丰满，从而使肌肤充盈，皱纹减少；弹性蛋白可使人的皮肤弹性增强，从而使皮肤光滑而富有弹性。富含胶原蛋白和弹性蛋白多的食物有猪蹄、动物筋腱和猪皮等。

（5）要注意碱性食物的摄入。日常生活中所吃的鱼、肉、禽、蛋、粮谷等均为生理酸性。过量酸性食物会使体液和血液中乳酸、尿酸含量增高。当有机酸不能及时排出体外时，就会侵蚀敏感的表皮细胞，使皮肤失去细腻和弹性。为了中和体内酸性成分，故应吃些生理碱性食物，如苹果、梨、柑橘和蔬菜等。

美丽原理：日本人的皮肤，又白又细。这与他们的饮食习惯有关。他们认为，保养皮肤，从饮食生活开始。日本人的饮食习惯，很讲究。比如，水，喝天然矿物水。每天吃得很清淡，蔬菜之类多数生吃。而且每天对维生素的摄取也十分讲究。在日常生活中多吃蔬菜和水果这些弱碱性的食物，保持身体弱碱性状态，少吃酸性食物，内调方面，注意多多补充胶原蛋白的物质，无论是从水果的果胶中摄取，还是从骨头汤或者肉皮中摄取，都是非常好的。这样，皮肤就会慢慢得到改善。

3. 用饮食调理各种皮肤问题

干涩紧绷、色斑加重……各种各样的皮肤问题困扰着爱美的女性。其实，只要认清这些皮肤问题形成的真正原因，都可以通过饮食来调理。

（1）皮肤干涩多皱。多吃荠菜、苋菜、胡萝卜、西红柿、红薯、金针菜等新鲜蔬菜水果以及豌豆、木耳、牛奶等。不要吃易于消耗体内水分的煎炸食物。不要饮酒、抽烟，否则会使嘴角与眼四周过早出现皱纹。多吃鱼及瘦肉等动物蛋白质，保证氨基酸的供给，以补充皮脂腺的分泌。要多食补脾益肾、补肺益肾、润燥健脑、补气养血的食物，如干果、山药、马铃薯、桃仁、红枣、山楂、青梅、蜂蜜等。

适量饮用啤酒可增强体质，减少面部皱纹。另外，茶叶含有丰富的矿物质及果胶等，能保持皮肤光洁，延缓面部皱纹的出现及减少皱纹，还可防止多种皮肤病，但要注意不宜饮浓茶。

美丽原理：皮肤干涩多皱原因多是脾胃两虚、饮酒、抽烟、内分泌失调等。饮食上应多吃富含维生素C和维生素B类的食品。

（2）皮肤色斑多。可以多吃白菜、韭菜、豆芽菜、瘦肉等，尤其是豆类食物。适当多喝清水或绿茶，有助于脂质代谢而减少油脂，但要控制果汁及可乐的摄取量。减少食盐摄入量。大量食用水果和蔬菜，但注意水果中尽量不要吃香蕉，因其含糖分太高，反而有害。不要乱用安眠药等药物，药物会导致体内激素失衡，脸生雀斑。养成规律饮食习惯，不要吃零食、夜宵等，尤其是高脂肪的食物。多食用海带等海藻类及菌类食物。多吃食物纤维丰富的牛肉等。多食贝壳类和甲壳类，海产品富含硒和锌两种重要的抗氧化物，如牡蛎、金枪鱼、墨鱼等。莲子粥、枸杞粥、牛奶粥以及八宝粥、牛、羊、狗肉汤等，可以起到滋阴壮阳、温补血气、增强体质抵抗力、润泽脏腑、养颜护肤、淡化色斑的效果。

美丽原理：皮肤色斑多是由于食盐过多、生理原因、内分泌因素、动物性脂肪摄入过多等。饮食上应多吃富含维生素的食物。

（3）皮肤粗糙无光泽。多吃竹笋、海参、瘦肉等，多吃新鲜蔬菜水果，如白菜、油菜、西红柿、荠菜、山楂、柠檬等。多食用植物油，如菜油、葡萄籽油、向日葵油、大豆油等。

美丽原理：皮肤粗糙无光泽其原因多是阴血不足，卵巢功能减退等。日常生活中应多食滋阴养血、清热去火的食物。

三、呵护自我：了解适合女性的几种食品

1. 樱桃：最适合女人吃

樱桃自古就被叫做“美容果”，中医古籍里称它能“滋润皮肤”、“令人好颜色，美态”，常吃能够使皮肤更加光滑润泽。这主要是因为樱桃中含铁量极其丰富，每百克果肉中铁的含量是同等重量的草莓的6倍、枣的10倍、山楂的13倍、苹果的20倍，居各种水果之首。

铁是合成人体血红蛋白的原料，对于女性来说，有着极为重要的意义。世界卫生组织的调查表明，大约有50%的女童、20%的成年女性、40%的孕妇会发生缺铁性贫血。这首先是由生理特点决定的：青春期女孩生长发育旺盛，机体对铁的需求量大，加上月经来潮，容易发生缺铁性贫血；妊娠哺乳期妇女要供给胎儿或婴儿营养物质，对铁的需要量也大大提高；老年妇女胃肠道吸收功能减退，造血功能衰弱，也会导致贫血的发生。其次，很多女性不喜欢吃肉食，造成营养不均衡，也是导致缺铁的一个重要原因。因此，多吃樱桃不仅可以缓解贫血，还能治疗由此带来的一系列妇

科疾病。

中医认为，樱桃具有很大的药用价值。它全身皆可入药，鲜果具有发汗、益气、祛风、透疹的功效，适用于四肢麻木和风湿性腰腿病的食疗。

另外，樱桃虽好，但也注意不要多吃。因为其中除了含铁多以外，还含有一定量的氰甙，若食用过多会引起铁中毒或氰化物中毒。一旦吃多了樱桃发生不适，可用甘蔗汁清热解毒。同时，樱桃性温热，患热性病及虚热咳嗽者要忌食。

美丽原理：酸甜爽口的樱桃色泽光洁，自古以来就是美容果。它除了含铁量高之外，更有平衡皮质分泌、缓慢老化的维生素A；活化细胞、美化肌肤、令双眼有神及治疗月经不顺的维生素B_2；碱、酸、铁、钙、磷及高补充肌肤养分的维生素C；除具美容功效，更有食疗保健作用，如脾虚腹泻、补中益气、肾虚腰腿疼痛等。

2. 红酒：饮出女人气质

饮用红酒的好处有以下几方面：

（1）延缓衰老。人体跟金属一样，在大自然中会逐渐“氧化”。人体氧化的罪魁祸首不是氧气，而是氧自由基，是一种细胞核外含不成对电子的活性基因。这种不成对的电子很容易引起化学反应，损害DNA（脱氧核糖核酸）、蛋白质和脂质等重要生物分子，进而影响细胞膜转运过程，使各组织、器官的功能受损，促进机体老化。红葡萄酒中含有较多的抗氧化剂，如酚化物、鞣酸、黄酮类物质、维生素C、维生素E、微量元素硒、锌、锰等，能消除或对抗氧自由基，所以具有抗老防病的作用。

（2）预防心脑血管病。红葡萄酒能使血中的高密度脂蛋白（HDL）升高，而HDL的作用是将胆固醇从肝外组织转运到肝脏进行代谢，所以能有效地降低血胆固醇，防治动脉粥样硬化。不仅如此，红葡萄酒中的多酚物质，还能抑制血小板的凝集，防止血栓形成。虽然白酒也有抗血小板凝集作用，但几个小时之后会出现“反跳”，使血小板凝集比饮酒前更加亢进，而红葡萄酒则无此反跳现象。在饮用18个小时之后仍能持续地抑制血小板凝集。

（3）预防癌症。葡萄皮中含有的白藜芦醇，抗癌性能在数百种人类常食的植物中是最好的。可以防止正常细胞癌变，并能抑制癌细胞的扩散。在各种葡萄酒中，红葡萄酒中白藜芦醇的含量最高。因为白藜芦醇可使癌细胞丧失活动能力，所以红葡萄酒是预防癌症的佳品。

美丽原理：以红葡萄酿成的红酒，属于碱性的含酒精饮料，含有丰富的镁、钙、钾、铁等矿物质，还富含维生素。红酒的美容功能源于酒中含有超强抗氧化剂，其中的SOD能中和身体所产生的自由基，保护细胞和器官免受氧化，令肌肤恢复美白光泽。为克服一些人对饮酒的不习惯，日本等地还研制出雾化干燥的红酒粉，全面保留了酒精的不适性，可以添加到食品、软饮料、冰淇淋、化妆品中被人们使用。此外，红酒还被认为有减肥效果，因为其抗氧化力，能提高原本随着年龄而降低的新陈代谢。养成用餐时品尝红酒的习惯，并且给自己一个舒畅宽裕的时间来享受用餐乐趣，能够提早刺激脑的饱腹中枢，让自己不会吃得过量。当然，血中酒精浓度也会缓慢升高，对解除压力也有效果，因此也能抑制压力性的暴食暴饮。

3. 藕：补气养颜又祛痘

民间有“荷莲一身宝，秋藕最补人”的说法，经常食用藕对改善女性气色大有裨益。

中医认为，生藕性寒，有清热除烦之功，特别适合因血热而长“痘痘”的患者食用。煮熟后由凉变温，有养胃滋阴、健脾益气养血的功效，是一种很好的食补佳品，特别适合因脾胃虚弱、气血不足而表现为肌肤干燥、面色无华的人。藕段间的藕节是一味良药，具有健脾开胃、养血、止血的作用，还能改善气色。

藕分为红花藕、白花藕和麻花藕三种。红花藕形瘦长，外皮褐黄色、粗糙，含淀粉多，水分少，糯而不脆嫩，适合煲汤；白花藕肥大，外表细嫩光滑，呈银白色，肉质脆嫩多汁，甜味浓郁，生食最佳；麻花藕呈粉红色，外表粗糙，淀粉多，熟食为宜。

藕的食用方法有很多种，既可单独做菜，也可与其他食物搭配使用。下面推荐两款以藕为主要原料且具有改善气色功效的药膳。

（1）鲜藕汁。鲜藕适量，洗净去皮，榨汁，每次服2匙，日服3次。可根据个人口味调入冰糖，适合面部痤疮者食用。

（2）甘麦枣藕汤。莲藕250克，小麦75克，甘草12克，红枣5颗，盐1小匙。小麦洗净，泡水1小时；然后将小麦、甘草、红枣放入沙锅中，加入适量水煮开，加入莲藕以小火煮软，再加盐调味即可。此汤具有益气养血、宁心安神的作用，特别适合失眠、心烦、气色不佳的人食用。

美丽原理：藕又名莲根，是一种水生的块茎。它含有很多容易消化吸收的碳水化合物和丰富的维生素E，大量淀粉、蛋白质、维生素B、维生素C、脂肪，磷、铁等多种矿物质，肉质肥嫩，白净滚圆，口感甜脆，生食堪与梨媲美。在清咸丰年间，莲藕就被钦定为御膳贡品了。妇女月经不调、经常提前而且量多者，常吃点藕，可使月经逐渐恢复正常；藕中含有丰富的维生素K，具有收缩血管和止血的作用，对于淤血、吐血、衄血、尿血、便血的人以及产妇极为适合；对口鼻容易出血的人，多吃点藕，有收敛止血的功效；当烦渴难忍、偶然出血、酩酊大醉时，每天饮服鲜藕汁2杯，有明显的止渴、止血和醒酒作用；藕含铁量较高，故对缺铁性贫血的病人颇为适宜。莲藕的含糖量不算很高，又含有大量的维生素C和食物纤维，对于肝病、便秘、糖尿病等一切有虚弱之症的人都十分有益。

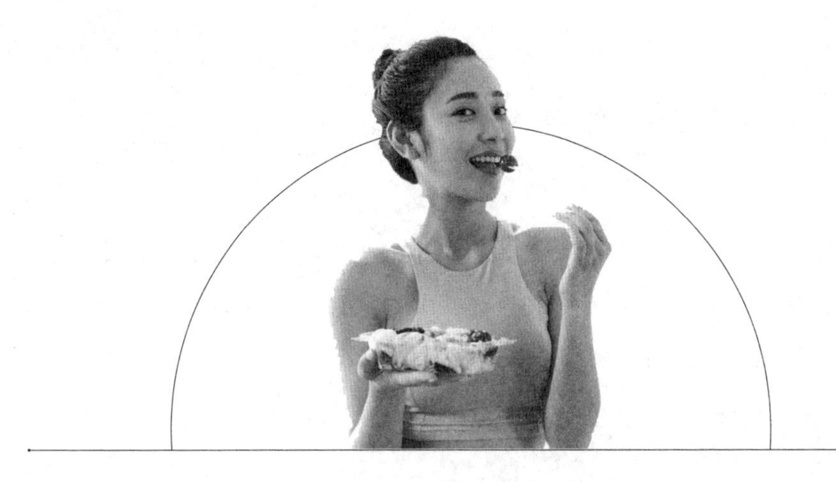

第二章　具有润肤养颜功效的食材有哪些

整日繁忙的工作，面对紧张的压力，润肤养颜成了维持美丽的第一要务。好皮肤是可以吃出来的，多吃些既可美容又能养颜的食物，还能减压防疲劳，让你美丽又气爽。

一、肌肤喜爱的几种常见食物

提到美容，很多人首先想到的就是去美容院。其实，只要合理饮食，照样能让你的肌肤光彩照人，其效果不亚于上美容院。据营养学家研究，以下的食物当属美容能手！

1. 西蓝花

对于大部分中国人来说，西蓝花的吃法比较单调，大部分为清炒或蒜茸炒。其实，西蓝花有一个重要的特点，就是水煮或用水焯过后颜色会依然翠绿，而且口感更加爽脆。因此，凉拌或做汤也是很好的选择。西蓝花中含有丰富的维生素A、维生素C和胡萝卜素，能增强皮肤的抗损伤能力，还有助于保持皮肤弹性。

美丽原理：西蓝花中的营养成分，不仅含量高，而且十分全面，主要包括蛋白质、碳水化合物、脂肪、矿物质、维生素C和胡萝卜素等。每100克新鲜西蓝花的花球中，含蛋白质3. 5克～4. 5克，是菜花的3倍、番茄的4倍。此外，西蓝花中矿物质成分比其他蔬菜更全面，钙、磷、铁、钾、锌、锰等含量都很丰富，比同属于十字花科的白菜花高出很多。

很多人以为番茄、辣椒等是含维生素C最丰富的蔬菜，其实，西蓝花的维生素C含量比它们都要高，也明显高于其他普通蔬菜。此外，西蓝花还含有丰富的抗坏血酸，能增强肝脏的解毒能力，提高机体免疫力。而其中一定量的类黄酮物质，则对高血压、心脏病有调节和预防的功用。同时，西蓝花属于高纤维蔬菜，能有效降低肠胃对葡萄糖的吸收，进而降低血糖，有效控制糖尿病的病情。

2. 胡萝卜

人们对胡萝卜的习惯吃法是生吃、切成丝和粉丝等凉拌后吃食，或者是切成片同其他蔬菜炒食。殊不知，这都不符合营养原则。因为胡萝卜中的主要营养素是β-胡萝卜素，它存在于胡萝卜的细胞壁中，而细胞壁是由纤维素构成，人体无法直接消化，惟有通过切碎、煮熟及咀嚼等方式，使其细胞壁破碎，β-胡萝卜素才能释放出来，为人体所吸收利用。

实验表明，如果烹调时采用压力锅炖，因为减少了胡萝卜与空气的接触，β-胡萝卜素的保存率可高达97%。实验还表明，β-胡萝卜素在体内的消化吸收率与烹调时所用的油脂量密切相关，用足量食油烹调后熟食，β-胡萝卜素在体内的消化吸收率可达90%。因为，β-胡萝卜素是一种脂溶性物质，它只溶于油，不溶于水。

所以胡萝卜中虽然富含β-胡萝卜素，但要保持其营养，并能被人体真正消化吸收利用，与我们的食用和烹调方法有着极大的关系。

科学合理的食用方法是：胡萝卜应烹煮后食用，要保持其营养的最佳烹调方法有两点，一是将胡萝卜切成块状，加入调味品后，用足量的油炒；二是将胡萝卜切成块状，加入调味品后，与猪肉、牛肉、羊肉等一起用压力锅炖15～20分钟。

美丽原理：胡萝卜被誉为“皮肤食品”，胡萝卜素有助于维持皮肤细胞组织的正常机能、减少皮肤皱纹，刺激皮肤的新陈代谢、保持皮肤润泽细腻。另外，胡萝卜含有丰富的果胶物质，可与汞结合，使人体里的有害成分得以排除，让肌肤看起来更加细腻红润。

3. 牛奶

香浓美味的牛奶不仅对人体有益，还是爱美人士的“必备秘密武器”！众所周知，喝牛奶、牛奶浴都是通往“肤如凝脂”这一最高境界的捷径，但许多人有早晨喝牛奶的习惯，这种方法不科学，原因是经过一个晚上睡眠休息，人的胃早已排空，已作好吃饭消化食物的准备，这时胃的排空也很快，而牛奶又是流质的乳汁，胃排出更快。空腹喝牛奶，在胃中还未被充分消化吸收就被排入肠中，造成了营养成分的损失。牛奶中含有丰富的优质蛋白质，这些蛋白质的主要作用是构成人体新的组织，还对原有组织有修补作用，若空腹喝牛奶不但牛奶从胃中很快排出，而且上述的宝贵蛋白质还会被人体分解作为热量被消耗掉，这就不能完全起到蛋白质应有的作用，非常可惜。

最好晚上喝牛奶，因牛奶中含有一种能使人产生疲倦欲睡的生化物L色氨酸，还有微量吗啡类物质，这些物质都有一定的镇静催眠作用。特别是L色氨酸，它是大脑合成羟色的主要原料，五羟色胺对大脑睡眠起着关键的作用，它能使大脑思维活动暂时受到抑制，从而使人想睡眠，并且无任何副作用，而且牛奶粘在胃壁上吸收也好，牛奶中的钙还能清除紧张情绪，所以它对老年人的睡眠更有益，故晚上喝牛奶，有利于人们的休息和睡眠。

美丽原理：牛奶中因含有大量乳脂肪、维生素与矿物质，是天然的皮肤保湿与营养剂，能防止肌肤起皱和干燥，美容效果极佳。晚上喝牛奶能改善皮肤细胞活性，有延缓皮肤衰老、增强皮肤张力、消除小皱纹等功效。

4. 甘薯

甘薯营养丰富，富含淀粉、糖类、蛋白质、维生素、纤维素以及各种氨基酸，是非常好的营养食品，与粮食作物相比有其独特的优点。

甘薯光合能力强，淀粉含量高，一般块根中淀粉含量占鲜重的15%～26%，高的可达30%；可溶性糖类占3%左右。此外，甘薯的维生素含量丰富，维生素B_1和维生素B_2含量为面粉的2倍，同时，甘薯略呈碱性，而米、面、肉类则为酸性食物，适当食用甘薯可以保持血液中酸碱度平衡。此外，甘薯所含的维生素可刺激肠壁，加快消化道蠕动并吸收水分，有助于排便，可防治便秘、糖尿病，预防痔疮和大肠癌等疾病。因此，常吃细粮的人配以甘薯，则可以弥补维生素之不足。

美丽原理：甘薯含大量粘蛋白，维生素C也很丰富，维生素A原含量接近于胡萝卜的含量。常吃甘薯能降胆固醇，减少皮下脂肪，补虚乏，益气力，健脾胃，益肾阳，从而有助于护肤美容。

5. 黄瓜

黄瓜是一种营养价值较高的蔬菜，是人人爱吃的桌上美味。做黄瓜的方法很多，可是哪一种最营养健康呢?

人们常见的有以下三种食法：一是酱黄瓜；二是拌黄瓜；三是炒黄瓜。也有一不酱、二不拌、三不炒，将黄瓜洗干净，拿在手中当水果一样吃，但多数人家都是拌黄瓜为主。

其实，最佳的食用方法就是“拌黄瓜”。

做法是：先将黄瓜洗干净，务必除皮，用刀切成薄片，用适量的盐腌半小时，然后挤掉盐水，用白糖、熟素油或麻油，如爱吃辣也可用辣椒油、酱油、香醋拌来吃。这样的凉吃还可增加食欲，消除腹胀，并有退干热作用。

黄瓜一旦经过腌制，它含有单宁酸，常吃腌黄瓜，可以使患有低血压的人升压防病。

再有黄瓜生吃，每天吃250~300克，即有明显减肥作用，也可以消水肿、解口渴、解毒又清热，黄瓜皮可治咽喉肿痛、小便短黄、目赤头昏、中暑烦热。因此，黄瓜可谓最佳的食疗蔬菜之一，还有美容等好处。

美丽原理：a. 黄瓜富含蛋白质、糖类、维生素B_2、维生素C、维生素E、胡萝卜素、尼克酸、钙、磷、铁等营养成分，同时黄瓜还含有丙醇二酸、葫芦素、柔软的细纤维等成分，是难得的排毒养颜食品。

b. 黄瓜所含的黄瓜酸，能促进人体的新陈代谢，排出毒素。维生素C的含量比西瓜高5倍，能美白肌肤，保持肌肤弹性，抑制黑色素的形成。

c. 黄瓜含有大量的维生素和游离氨基酸，还有丰富的果酸，能清洁美白肌肤，消除晒伤和雀斑，缓解皮肤过敏。

6. 冬瓜

冬瓜是人们传统的秋令蔬菜之一，冬瓜的显著特点是体积大、水分多、热量低，可炒食、做汤、生腌，也可做成冬瓜条。中医认为，冬瓜味甘而性寒，有利尿消肿、清热解毒、清胃降火及消炎之功效，对于动脉硬化、冠心病、高血压、水肿腹胀等疾病，有良好的治疗作用。冬瓜还有解鱼毒、酒毒之功能。经常食用冬瓜，能去掉人体内过剩的脂肪，由于冬瓜含糖量较低，也适宜于糖尿病人“充饥”，在炎热的夏季，如中暑烦渴，食用冬瓜能收到显著疗效。冬瓜含有较多的蛋白质、糖以及少量的钙、磷、铁等矿物质和维生素B_1、B2、C及尼克酸，其中维生素B_1可促使体内的淀粉、糖转化为热能，而不变成脂肪，所以冬瓜有助减肥。冬瓜与其他瓜菜不同的是，它不含脂肪，含钠量、热量都很低。冬瓜的种子含有尿醇、腺碱、组氨酸及葫芦巴碱等，瓜瓤含有腺素、组织胺等。

美丽原理：冬瓜含微量元素锌、镁。锌可以促进人体生长发育，镁可以使人精神饱满，面色红润，皮肤白净。

7. 猕猴桃

猕猴桃是一种营养价值极高的水果，被誉为“水果之王”。它含有亮氨酸、苯丙氨酸、异亮氨酸、酪氨酸、丙氨酸等十多种氨基酸，以及丰富的矿物质，包括丰富的钙、磷、铁，还含有胡萝卜素和多种维生素。猕猴桃对保持人体健康，防病治病具有重要的作用。多食用猕猴桃，还能阻止体内产生过多的过氧化物，防止老年斑的形成，延缓人体衰老。冬天常吃猕猴桃可以调节人体机能，增强抵抗力，补充人体需要的营养。猕猴桃可去皮后直接食用；也可在猕猴桃汁中加适量水、白糖和香蕉丁、苹果丁一起煮沸后，用水调淀粉勾芡食用。需要指出的是猕猴桃性寒，不宜多食，脾胃虚寒者应慎食，大便腹泻者不宜食用。先兆性流产、月经过多和尿频者忌食。由于猕猴桃中维生素C含量颇高，易与奶制品中的蛋白质凝结成块，不但影响消化吸收，还会使人出现腹胀、腹痛、腹泻。故食用猕猴桃后一定不要马上喝牛奶或吃其他乳制品。

美丽原理：猕猴桃中含有特别多的果酸及维生素E，可干扰黑色素生成，预防色素沉着、保持皮肤白皙，并有助于消除皮肤上已有的雀斑等斑点。

8. 西红柿

西红柿含有蛋白质、脂肪、糖类，维生素A、C，游离氨基酸以及柠檬酸、苹果酸等。西红柿中的维生素C含量为西瓜的十倍，而且不易遭到破坏，人体利用率高；熟透的红西红柿中，维生素A是青西红柿的3~4倍，因此西红柿是维生素A和C的较好来源。

但是在食用过程中也要讲究吃法：首先不要吃未成熟发绿者，因含有龙葵碱，吃后会出现头晕、恶心、呕吐和全身疲劳等症状；成熟变红后，龙葵碱可自行消失。其次不要空腹吃西红柿，因其中含有一种化学物质，可与胃酸起化学反应，形成不溶于水的块状物，阻塞胃的出口，引起腹痛；饭后胃酸已和食物混合，胃内酸度降低，就没有这种现象。

西红柿性寒，便秘、腹泻者，不宜多食。

美丽原理：西红柿中含有的番茄红素有助于展平新皱纹，使皮肤细嫩光滑。一项实验发现，常吃西红柿，还不易出现黑眼圈，且不易被晒伤。

9. 肉皮

肉皮含蛋白质26. 4%，是猪肉的2. 5倍，而且90%以上是大分子胶原蛋白和弹性蛋白，其含量可与熊掌媲美。胶原蛋白对皮肤有特殊的营养作用，能使贮水功能低下的皮肤细胞活力增强，功能改善，促进皮肤细胞吸收和贮存水分，防止干瘪起皱，使皮肤丰富饱满、平整光滑；弹性蛋白能使皮肤的弹性增加，韧性增强，血液循环旺盛，营养供应充足，皱纹舒展、变浅或消失，皮肤显得娇嫩、细腻、光滑。

家庭中食用猪皮的方法很多，如：肉皮胶冻，可随意佐餐或当零食吃。用肉皮与洗净的干红枣放入锅中，加水适量，以小火慢炖，加适量冰糖，可制成肉皮红枣羹。

肉皮晾干后，经油炸（把干猪皮先用碱水将上面的油污洗净，晾干表面的水分，用温油炸至金黄色酥脆时即可贮存备用），再通过合理的烹调，即可以做成可口的类似鱼肚的美味佳肴。例如：将油炸好的肉皮，放入温水中发透，洗净，切成小条。食用时，以鸡汤或肉汤，煨炖炸好的肉皮，再加笋片、黄瓜片、黄酒、盐、味精等，佐餐食用。

美丽原理：肉皮是富含胶原蛋白和弹性蛋白的食物。胶原蛋白能使细胞变得丰满，从而充盈皮肤、减少皱纹；弹性蛋白则可增加皮肤弹性。

10. 三文鱼

三文鱼的丰富营养，使其成为不折不扣的天然健康食品。它富含深海鱼油和脑黄金等主要成分。三文鱼生活在水质优良的深水中，是不饱和脂肪酸含量最高的鱼类，每100克三文鱼约含不饱和脂肪酸为2. 7克，是世界上最有益健康的鱼类之一。

芥末常常是食用三文鱼时最不可或缺的调料。绿芥末是由山俞菜磨制，然后加面等原料加工而成。一般来说，辛辣的芥末除了能与冰凉清淡的三文鱼形成相互映衬的美妙口感，还能起到杀菌的作用。芥末在口感上有微辣、中辣和极辣几种。生食三文鱼时最好选择绿芥末，黄芥末不宜生食。

美丽原理：三文鱼中富含的脂肪酸能消除损伤皮肤胶原及皮肤保湿因子的生物活性物质，防止皱纹产生，避免皮肤变得粗糙。

11. 海带

海带是一种味道可口的食品，既可凉拌，又可做汤。但食用前，应当先洗净之后，再浸泡，然后将浸泡的水和海带一起下锅做汤食用。这样可避免溶于水中的甘露醇和某些维生素被丢弃不用，从而保存了海带中的有效成分。烹制前用清水浸泡2～3小时，中间换几次水。为保证海带鲜嫩可口，用清水煮约15分钟即可，时间不宜过久。

因为海带自身有些特点，所以说有两类人不适宜大量食用海带。

一类是孕妇。一方面就是海带有催生的作用，另一方面海带含碘量非常高，过多的食用可以影响胎儿的甲状腺的发育，所以孕妇要慎吃海带。另一类是脾胃虚寒的人。海带本身按中医讲是偏寒的，所以脾胃虚寒的人，在吃海带的时候不要一次吃太多，或者搭配的时候不要跟一些寒性的物质搭配，否则会引起胃脘不舒服。

由于水质的污染，海带中很可能含有有毒物质——砷，所以烹制前应先用清水浸泡两三个小时，中间换一两次水，但不要浸泡时间过长，最多不超过6小时，以免水溶性的营养物质损失过多。

美丽原理：海带是矿物质含量丰富的碱性食物，常吃能调节血液酸碱度，防止皮肤过多分泌油脂。

二、秋冬润养肌肤的王牌食谱

秋冬季的肌肤最容易干燥、抵抗力弱甚至敏感，安全的保养品才是最佳的补品，可以入口的食物就成了新的选择。准备好了吗？让你的肌肤和你一起吃美味食物，安然入冬。

1. 蘑菇：女人的驻颜王牌

（1）影后的补品

曾获得艾美奖影后的何琳透露过，蘑菇是她餐桌上的必备菜品。尤其是换季的时候，除了增加特效保养品给肌肤开小灶外，也会多吃蘑菇、木耳等抗氧化效果好的食物。

最古老的蘑菇琥珀已经有1亿年历史，从恐龙时代流传下来的蘑菇有着极佳的抗老功效，能使女性雌激素分泌更旺盛，是熟女抗老的新武器，但蘑菇属于凉性食品，不可多吃。

（2）蘑菇“水疗”润泽肌肤

泡蘑菇的水营养丰富，用它给小腿、胳膊等身体上比较容易干燥的地方做个“水疗”按摩，可以让表皮细胞充分吸收水分，肌肤更柔软嫩白。

美丽原理：蘑菇营养丰富，富含蛋白质和维生素，脂肪低，无胆固醇。食用蘑菇会使女性雌激素分泌更旺盛，能防老抗衰，使肌肤艳丽。此外，蘑菇里还含有女人的“驻颜王牌”——硒，硒可以促进皮肤新陈代谢和抗衰老，在预防皱纹方面效果更值得期待。

2. 大豆：时尚美人标签

（1）抗老食谱熟女定制

大豆中含有的大豆异黄酮类似女性荷尔蒙，可以帮助抗衰老。

麦当娜也把豆类蛋白当做日常蛋白质的主要供给，熟女榜样在前，可见大豆的诱惑力。

（2）给肌肤吃豆腐

将豆腐用勺子压碎，根据自己的需要加绿茶粉、薏仁粉、绿豆粉甚至橄榄油，然后敷在脸上，15分钟后洗掉即可。

美丽原理：大豆中含有丰富的维生素E，不仅能够破坏自由基的化学活性，从而抑制皮肤衰老，更能防止色素沉着于皮肤。此外，大豆中的异黄酮是植物性激素，美容效果早已受到公认，简直就是为熟女量身定做的抗老食谱。

3. 酸奶：抗衰老先知之饮

（1）2500年前的抗老秘方

2500年前，酸奶就已经成为回教国家中长寿的先知的日常饮品，又被称为“先知的饮料”。台湾美人林志玲每天中午都必定要喝一杯酸奶。

（2）温和去黄气

酸奶用在面部按摩，可以深入清理毛孔里的深层污垢，温和地去除黄气。

（3）敏感肌慎选

酸奶中的乳酸菌类似水杨酸的功效，靠大量去除角质让肌肤变白，很可能会刺激皮肤，引发过敏，敏感或者皮肤较薄的女士一定要慎用。

（4）每天一瓶有效去皱

酸奶最大的好处就是帮助消化和抗衰老，对体质属阴、很可能肠胃不好的女士来说，要比健胃消食片还管用，每天一瓶，能帮助排除体内毒素，让皮肤更加细腻有光泽。

美丽原理：酸奶是女士无法抗拒的饮品之一，含有大量活性乳酸菌，不但可以抗衰老，对脾胃虚弱的女士更能帮助消化，美容养颜。

4. 薏米：消水肿的头号利器

（1）泡水+入药

美白狂人大S曾自曝：每天早餐后都要喝一杯薏米水，不但能排出多余水分，让脸迅速变小，还兼具美白功效，皮肤水润透亮。

能掌中起舞的赵飞燕，入选“四大美人”可不光靠细腰，白嫩的脸蛋也是加分点。保养秘方就是：“香肌丸”。薏米是主要原料之一，但这个丸可不是吃的，要塞入肚脐，让身体慢慢吸收，不但皮肤变白，而且也能瘦腰，一举两得。

（2）薏米水敷面长效控油

现在有很多用薏米做面膜的秘方，可以美白、缩小毛孔。其实，薏米长效控油效果最值得期待，方法是：把薏米用矿泉水泡两个小时，然后用水泡纸膜，敷5～10分钟，可以使肌肤一整天都不出油。

（3）薏米百合粥斑点杀手

薏米百合粥的做法是：薏米、百合淘洗后温水浸泡20分钟，再加足量水煮至薏米开花，汤稠即成。但薏米性寒，体质比较弱的女生生理期前一周就要停吃，否则很可能引发痛经。

美丽原理：薏米绝对是女人的贴心“闺蜜”，消除水肿的功效十分突出，且清血解毒，对斑点和青春期的痘痘比较有效，是女人餐桌上的必备食品，更是女人化妆台上必备的美容品。

三、锁水：做个水润女人

女人体内含有比男人更多的水分，无论容颜还是生理需求，女人永远都离不开水的滋润。秋天是体内水分的“敌人”。平素饮食补水不足、熬夜劳神损耗体液，已经使得体液不足，秋天的主打气候——燥气更加重了水分流失。

燥气伤肺，中医认为“肺主皮毛”，其中“皮”说的就是皮肤，皮肤是否保养得好取决于肺对于皮肤微循环的调节能力是否和谐。所以秋天肺脏容易损伤，连累皮肤的水分逃逸得无影无踪，这是对皮肤最大的伤害。

自检一下，你的皮肤干到第几期：

第一期：水分丢失得不多，你会仅仅觉得皮肤有发紧的感觉，尤其在吹风之后、室外归来时，沐浴后或是外出避开风吹会缓解。

第二期：皮肤出现了明显的干燥不适，即使避开风吹和室外干燥环境，也不会有明显缓解，只有涂抹滋润型护肤品或做完皮肤保养护理后才会感觉有所缓解。

第三期：皮肤干燥明显、瘙痒，同时伴有脱屑，在任何情况下，都无法明显缓解。

要充分给肌肤以水的滋润就应做到内调外养，滋润皮肤需要内外兼修。

1. 内调

在中医最鼎盛的唐朝流行的导引疗法可以从内调理自身，类似于气功疗法和自我按摩。

（1）自我导引。比较适合秋季的穴位是少商穴，在双手拇指的外侧指甲角旁约0. 1寸，用指甲掐按该穴位，有酸痛或酸麻的感觉就可以。此法可以调节肺的功能，促进肺输送体液到全身各部位，确保皮肤水分供应充足。

（2）运动润肤。每日坚持跳绳30分钟，这种运动会蒸发出大量汗液，使皮肤被动地接受来自体内深层的体液滋润，同时排出影响皮肤吸收水分的垃圾产物，让你的皮肤看起来更富有水分。

2. 外养

外在“调理”气候则是从头到脚向肌肤给水。脚是身体的根，皮肤的好坏与否在某种程度上依赖于对脚的养护。而水液从根部被吸收、被运送到枝叶需要一个过程，浴身相当于喷些水到身体的“枝叶”上，可以增加皮肤滋养。

（1）浴足。可以用熟地、山药、黄精、当归各30克，山萸、茯苓、丹皮、泽泻各15克，食盐2克，加水煎煮30分钟后使用，泡足15分钟即可。做完药浴后，一定要在脚上涂滋润性的护足霜。

（2）浴身。将北沙参、麦冬、金银花、天花粉、当归、玫瑰花各30克，白芷10克、乌梅5克加水煎煮，泡浴之前再加入牛奶1000毫升，浸泡30分钟。可以明显改善皮肤干燥瘙痒，同时身上还会留下淡淡的花香。

3. 会吃

皮肤最爱4种美食，会吃可以有效锁住水分，让你的肌肤与众不同。

（1）最佳主食——玉米。体液本来可以被皮肤尽情利用，但排泄物在肠道停留过久就会侵占有用的水分，所以定时排便跟皮肤的干燥程度确实有很大关系。玉米类食物比米、面含更多的纤维，可以督促肠道开展清除工作。

（2）最佳凉菜——猪皮冻。以皮补皮的中医理论诞生在二千多年前，猪皮冻是慈禧太后养颜护肤不可缺少的食物之一。现代科学也证明了这种食品中富含对皮肤的营养和修复有帮助的胶原蛋白。蘸料建议选用食用白醋和少许盐比较合适。

（3）最佳零食——大枣的皮。枣肉具有减少排便次数的作用，枣皮与之正好相反。它既不能被牙齿咀嚼磨得很碎，也不能被肠道完全吸收，肠道内的废物便会被枣皮逼迫着按时排出。

（4）最佳茶饮——沙参乌梅饮。秋季对皮肤最有益的茶饮就是这个了。组成以麦冬15克、沙参15克为主，再加入乌梅、鲜山楂各3枚，开水冲泡或用凉水煎煮均可，用来代替日常饮水。口感酸甜，可以解渴，同时给你的皮肤一个从里到外的滋润。

4. 偏方：鲍鱼鳖裙汤

鲍鱼历代都被认为是对女人最好的食物补品，具有延缓女性各种组织器官衰老的作用；鳖裙则是甲鱼身上营养价值较高的部位，同样具有锁水、滋润皮肤的作用。不用担心，这两种食品，虽是补品，但决不会像人参、鹿茸那样容易上火。每个秋季到来之际，吃1～2次就足够了，也许你会发现有在美容院达不到的效果。方法是选用鲍鱼一只（最好是鲜品）、鳖裙一个。用清水将处理干净的材料小火慢煮，建议调味品只放盐、糖适量，不习惯也可加入其他调料。

美丽原理：皮肤细胞的70%是由水分组成的，表皮的水分含量对皮肤的外观起着决定性作用；如果皮肤含有充足的水分，会使你的皮肤看起来年轻，反之皮肤的水分流失就会影响细胞正常代谢，使皮肤变干、变暗，甚至出现细纹、缺乏弹性。所以养护皮肤的关键在于锁住水分。

四、善饮：还你一张漂亮的脸

在天然食品中，具有保养皮肤和消除雀斑功效的食物有许多种。现介绍几种经临床验证确有实效的食疗方法。

1. 西红柿汁

每日喝1杯西红柿汁或经常吃西红柿，对防治雀斑有较好的作用。因为西红柿中含丰富的维生素C，被誉为“维生素C的仓库”。维生素C可抑制皮肤内酪氨酸酶的活性，有效减少黑色素的形成，从而使皮肤白嫩，黑斑消退。

2. 黄瓜粥

取大米100克，鲜嫩黄瓜300克，精盐2克，生姜10克。将黄瓜洗净，去皮去心切成薄片。大米淘洗干净，生姜洗净拍碎。锅内加水约1000毫升，置火上，下大米、生姜，武火烧开后，改用文火慢慢煮至米烂时下入黄瓜片，再煮至汤稠，入精盐调味即可。一日二次温服，可以润泽皮肤、祛斑、减肥。

现代科学研究证明，黄瓜含有丰富的钾盐和一定数量的胡萝卜素、维生素C、维生素B_1、维生素E、糖类、蛋白质以及钙、磷、铁等营养成分。经常食用黄瓜粥，能消除雀斑、增白皮肤。

3. 柠檬冰糖汁

将柠檬搅汁，加冰糖适量饮用。柠檬中含有丰富的维生素C，100克柠檬汁中含维生素C可高达50毫克。此外还含有钙、磷、铁和B族维生素等。常饮柠檬汁，不仅可以白嫩皮肤，防止皮肤血管老化，消除面部色素斑，而且还具有防治动脉硬化的作用。

4. 黑木耳红枣汤

取黑木耳30克，红枣20枚。将黑木耳洗净，红枣去核，加水适量，煮半个小时左右。每日早、晚餐后各一次。经常服食，可以驻颜祛斑、健美丰肌，并用于治疗面部黑斑、形瘦。本食谱中的黑木耳，《本草纲目》中记载其可去面上黑斑。黑木耳可润肤，防止皮肤老化；大枣和中益气，健脾润肤，有助黑木耳祛除黑斑。

另外，用冬瓜藤熬水用来擦脸、洗澡，可使皮肤滋润、消除雀斑。金盏花叶汁也有护肤祛斑的功效。将金盏花叶捣烂，取汁擦涂脸部，既可消除雀斑，又能清爽和洁白皮肤。蒲公英花水也能用于祛斑，取一把蒲公英，倒入一茶杯开水，冷却后过滤，然后以蒲公英花水早晚洗脸，可使面部清洁，少患皮炎。

美丽原理：喝鲜果汁，既美容，又健身。现已得到较为广泛的重视，被誉为“随街养颜法”。不经煮炒的鲜果汁和生菜汁是人体的“清洁剂”，能解除体内堆积的毒素和废物。体内的毒素少了，皮肤也会光洁许多。

五、沐浴：洗出健康靓丽

人仅仅靠化妆品美颜养肤是远远不够的，健康中透着靓丽才是真美。风行海外的食品浴因其独特的保健功能、养颜奇效成为异国佳人的健美新宠。食品浴所使用的食品、蔬菜、饮料、调味品都是日常生活中市场可购、能信手拈来的价廉物美之物，实为健康美丽新途径。

1. 番茄浴

美国佛罗里达州十分盛行番茄浴。番茄富含维生素、磷、纤维素等营养物质，因而当地居民认为番茄具有细嫩、红润肌肤的功效，他们常常定期浸泡番茄浴，其方法是将番茄汁加入少量酒精、硼酸搅拌均匀后倒入水温适宜的浴池中即可。番茄浴的推荐浸泡时间为25分钟。

2. 葡萄蜂蜜浴

葡萄蜂蜜浴兼具葡萄和蜂蜜对人体的美肤功效，这种水果浴在法国极为流行。方法是用葡萄籽榨油，与波尔多产的优质蜂蜜及天然植物精华混合在一起，涂在身上和脸上，由皮肤美容专家进行两个多小时的按摩，有病治病，无病美容健身。这种美容浴能够疏通脉络、扩张血管及滋润皮肤，预防和消除雀斑及黄褐斑等，而且还能增强皮肤的抗病能力。

3. 黄瓜浴

黄瓜浴是法国许多地方盛行的另一种沐浴方法。

黄瓜汁含柔软的细纤维素，有促进肠道腐败物排泄和降低胆固醇的作用，且它含有抑制糖类物质转化为脂肪的丙醇二酸，因而可控制身体肥胖。而黄瓜汁里的钾盐、维生素A和维生素E，微量元素钙、磷、铁及糖，更能促进皮肤光洁柔嫩。

方法是把黄瓜汁加入适度的温水中，将全身浸在其中。实践证明，这种黄瓜浴能细腻、光滑肌肤，保持窈窕的身材。

4. 柠檬浴

柠檬酸甜可口，入口有清爽的感觉，耐人寻味。柠檬曾被人誉为“美容果王”，自古便是欧洲人护肤的佳品，现在更为欧洲佳丽所推崇。

柠檬去污能力强，又不伤害皮肤，有益于肌肤滋润白皙，尤其适合暗疮、粉刺患者，因为暗疮、粉刺患者面部油脂通常较多，极易沾上大量灰尘和微生物，从而阻塞毛孔，引起皮肤发炎化脓。而经常洗柠檬浴则可使毛孔处于通畅状态，利于排汗，对粉刺患者有很好的治疗效果。

美丽原理：食品浴具有抗氧化、促进血液循环的作用，促进肌肤吸收养分，让保养成分更快进入肌肤里层，补充维生素，具有美白、滋润、消炎等功效。同时可补充维生素E、C，可清爽皮肤，尤其适合油性皮肤者使用。

六、调整饮食，轻松去“痘”

在“痘痘”中有黑色的称为黑头粉刺，破溃或吸收后可出现暂时性色素沉着或凹状疤痕。少数严重的红疙瘩可出现更大的软囊肿、脓肿，破溃愈合后留下比较明显的疤痕，使颜面皮肤凹凸不平，颜色深浅不一，十分难看。

中医主要采用清热祛风、凉血利湿的方法。成药可选用防风通圣丸、归参丸等，内服可用枇杷叶9克、桑皮9克、苦参9克、赤药12克、丹皮10克、菊花9克、生草9克，水煎服，日服一剂。大便干燥者，可酌加酒10克；结节性囊肿可酌加贝母10克、凌霄花6克。外治可用颠倒散，每晚用茶水调后搽患处，白天洗掉。

可用中药内服的方法：白花蛇草15至30克，加水煎汤内服，每日或隔日一剂，一天二次。

也可用饮食调整的方法：饮食宜清淡，少食油腻、辛辣刺激、过甜食物，火腿、香肠等腌制食品及巧克力、咖啡、酒类也应少吃少饮。多吃清淡的蔬菜、水果，做到三多两忌。

一多：多吃含锌含钙食物。锌可增加抵抗力，加速蛋白质合成及细胞再生，并促进伤口愈合，而钙能安抚神经。含锌丰富的食品很多，如玉米、扁豆、黄豆、萝卜、蘑菇、坚果、肝脏、扇贝等。牛奶则是补钙的首选。

二多：多吃维生素含量多的食品。特别要注意补充维生素A、B2、B6、C、E。因为维生素A对肌肤有再生作用。而与锌协作时不仅能抑制上皮细胞增生和毛囊过度角质化，还可调节汗腺分泌，减少酸性代谢物对皮肤的侵蚀。维生素C能有效地修复被暗疮损伤的组织。维生素B_2及B6则可参与新陈代谢蛋白质和促进脂肪代谢，加速细胞生物氧化，平复暗疮。作为美容大使的维生素E的养颜作用更是不用说了。含维生素A的食品大致有菠菜、生菜、杏子、芒果、动物肝脏、鱼肝油、鱼卵；豆油、坚果和菌藻类如木耳、猴头菇则含丰富的维生素E；而含维生素B族的食物，多集中在绿叶蔬菜、鱼类中。

三多：多吃粗纤维食品。可促进肠胃蠕动，加快代谢，使多余的油脂尽早排出体外。此类食品有全麦面包、粗粮、大豆、笋等。

一忌：忌肥腻厚味。中医认为暗疮源于过量进食肥腻食物，所以应尽量少吃肥肉油煎等油腻食物及高精食品。

二忌：忌辛辣温热。因为辛辣食物易刺激神经和血管，容易引起暗疮复发。同时含刺激性的咖啡、狗肉等也要避免食用。

美丽原理：一般来说，必须同时具备以下几个条件，才会产生痘痘：一是，人体的内分泌失调，尤其是性激素分泌的失调。雄性激素增多的时候，就会出现汗毛孔的粗大，皮肤相对粗糙，最主要的是会分泌出较多的油脂，因此，为痤疮杆菌的繁殖创造了先决条件。二是，人体的抗病能力下降和免疫能力下降，尤其皮肤的抗病能力下降，就容易感染痤疮杆菌，导致痘痘的发生。三是，脂肪代谢的失调。尤其是脂肪的吸收、脂肪的分解、脂肪的运行、脂肪的排泄，这几个环节出现异常，脂肪就会转而从皮肤的皮脂腺排泄了。内分泌失调是痘痘的始作俑者，是最原始的动力；油脂是痤疮杆菌生长的基础与前提，而人体抗病能力的下降，才是根本原因。所以应多吃清淡食物，少食油腻、辛辣刺激、过甜等食物，帮助调节内分泌，增强皮肤的抗病能力。

七、合理进餐吃掉黑眼圈

黑眼圈大致可分为两种：一种是血管型黑眼圈，是由于眼眶周围的皮肤特别薄，而皮下的组织又少，一旦血液循环不佳或血管扩张，就形成了黑眼圈；另一种是色素型黑眼圈，是指因色素沉淀在眼眶周围而产生的黑眼圈。

形成上述两种黑眼圈的原因很多，除了体质遗传导致眼睛周围的皮肤天生黑色素较深外，吸烟饮酒、情绪低沉、思考过度或是熬夜引起睡眠不足等都会引起黑眼圈。此外，过敏性鼻炎等病患或眼部卸妆不彻底的色素沉淀和缺乏体育锻炼，使血液循环不良等日常生活上的其他因素，也会使人不知不觉产生“熊猫眼”。而要将“熊猫眼”扼杀在萌芽状态之中，除了保证充足的睡眠、进行适量的有氧运动之外，均衡合理的饮食也是有效良方。

1. 进行饮食调治

首先要增加营养。在饮食中增加优质蛋白质摄入量，每天保证90克以上蛋白质，多吃富含优质蛋白质的瘦肉、牛奶、禽蛋、水产等。

还应增加维生素A、维生素E的摄入量，因为维生素A和E对眼球和眼肌有滋养作用。含维生素A多的食物有动物肝脏、奶油、禽蛋、苜蓿、胡萝卜、杏等。富含维生素E的食物有芝麻、花生米、核桃、葵花籽等。

同时还应注意含铁食品的摄入，因为铁是构成血红蛋白的核心成分。

含铁丰富的食物有动物肝、海带、瘦肉等。

摄入含铁食品的同时应摄入富含维生素C的食物，如酸枣、刺梨、橘子、番茄和绿色蔬菜等，因为维生素C有促进铁吸收的作用。

还可用黑木耳50克、红枣10个、红糖100克煎服，每日2次。经常服用，有消除黑眼圈作用。

此外，不要吸烟喝酒。因为吸烟会使皮肤细胞处于缺氧状态，从而使眼圈变黑；喝酒会使血管一时扩张，脸色红晕，但很快便会使血管收缩，尤其是眼圈附近更为明显，从而造成眼圈周围暂时性缺血缺氧。如果长期饮酒，便会形成明显的黑眼圈。除此之外，一定要保证充足的睡眠，这不仅有利于防止黑眼圈的出现，更有利于身心健康。

2. 几种防治黑眼圈的常用食物

这里推荐五种食物，仅需在日常饮食中增加其摄入量，就能使你和黑眼圈轻松地说拜拜了！

（1）鸡蛋

由于鸡蛋中富含优质蛋白质，而蛋白质又能促进细胞再生，因此经常食用鸡蛋，增加蛋白质的摄入，对于缓解黑眼圈的形成是有一定功效的。但因人体每日最多只能吸收两个鸡蛋所含的营养，因此食用鸡蛋不宜超过两个。有些人习惯食用生鸡蛋，事实上，生鸡蛋极不易消化，还含有细菌，因此建议大家食用白煮蛋为最佳。此外，瘦肉、禽蛋、水产等也富含优质蛋白质，经常食用此类食物也有助于减少黑眼圈的形成，但由于鸡蛋的蛋白质组成和人体的最接近，所以吸收效果最好。

（2）芝麻

芝麻乌发的作用尽人皆知，但其消除黑眼圈的功效可能就鲜为人知了。芝麻富含对眼球和眼肌具有滋养作用的维生素E，从而能缓解黑眼圈的形成。既能使秀发乌黑靓丽，又能消除黑眼圈，一举两得，难怪有人将芝麻视为神奇的“魔法食物”。除了芝麻，富含维生素E的其他食物还有花生、核桃、葵花籽等。

（3）胡萝卜

除了维生素E能对眼球和眼肌有滋养作用外，维生素A也有此般功效。胡萝卜就是增加维生素A摄入量的不二选择，它能维持上皮组织正常机能，改善黑眼圈。此外，胡萝卜中所含的维生素A还有助于增进视力，尤其是黑暗中的视力。其他蕴含维生素A的食物还有动物肝脏、奶油、禽蛋、苜蓿、杏等。

（4）海带

由于铁质是构成血红蛋白的核心成分，因此，补充适量的铁质能够促使血红蛋白的增加，从而增强其输送氧分和营养成分的能力。而海带富含铁质，所以经常服用海带，也能缓解黑眼圈的困扰。其他含铁质丰富的食物还有动物肝、瘦肉等。

（5）绿茶

经常使用电脑者可饮用绿茶，补充特异性植物营养素，消除因电脑辐射引起的黑眼圈。绿茶所含有的茶多酚，能抑制自由基对皮肤支持纤维造成破坏，是当今一致公认最有效的抗自由基因子。多喝低咖啡因的绿茶不仅能消除黑眼圈，其含有的儿茶素，既能帮助身体脂肪代谢，而且对睡眠也有帮助，不仅可以安定睡眠质量，也让人比较不容易有疲劳感觉。

此外，外敷绿茶包也能起到减缓黑眼圈的作用。只需将饮用后的绿茶包放在冰箱里冰镇一会儿，拿出来敷在眼睛上20分钟，黑眼圈现象即可得到一定的缓解。

美丽原理：日常饮食可调治黑眼圈，首先要保持平衡膳食、合理营养，每天保证充足的蛋白质摄入，适当多吃富含优质蛋白质的瘦肉、牛奶、禽蛋、水产等。

还应增加维生素A、维生素E的摄入，因为维生素A和E对眼球和眼肌有滋养作用。摄入含铁食品的同时应摄入富含维生素C的食物，如酸枣、橘子、番茄和绿色蔬菜等，因为维生素C有促进铁吸收的作用，有助于加速血气运行，减少瘀血积聚，亦可减低患黑眼圈的机会。

八、一身轻松排毒养颜食品大全

脸上生痘、皮肤没有光泽，其实是体内的毒素在破坏您的容颜，只有排除毒素，才能一身轻松。排毒养颜首先要从改变饮食习惯开始，以天然食品取代精致食物，菠萝、木瓜、猕猴桃、梨子都是不错的选择，下面是几种有效的排毒养颜的食品。

1. 黄瓜

味甘，性平，又称青瓜、胡瓜、刺瓜等，原产于印度，具有明显的清热解毒、生津止渴功效。现代医学认为，黄瓜富含蛋白质、糖类、维生素B_2、维生素C、维生素E、胡萝卜素、尼克酸、钙、磷、铁等营养成分，同时黄瓜还含有丙醇二酸、葫芦素、柔软的细纤维等成分，是难得的排毒养颜食品。黄瓜所含的黄瓜酸，能促进人体的新陈代谢，排出毒素。维生素C的含量比西瓜高5倍，能美白肌肤，保持肌肤弹性，抑制黑色素的形成。黄瓜还能抑制糖类物质转化为脂肪，对肺、胃、心、肝及排泄系统都非常有益。夏日里容易烦躁、口渴、喉痛或痰多，吃黄瓜有助于化解炎症。

2. 荔枝

味甘、酸，性温，有补脾益肝、生津止渴、解毒止泻等功效。李时珍在《本草纲目》中说："常食荔枝，补脑健身……"现代医学认为，荔枝含维生素A、B1、C，还含有果胶、游离氨基酸、蛋白质以及铁、磷、钙等多种元素。荔枝有补肾、改善肝功能、加速毒素排除、促进细胞生成、使皮肤细嫩等作用，是排毒养颜的理想水果。

3. 木耳

味甘，性平，有排毒解毒、清胃涤肠、活血止血等功效。木耳富含碳水化合物、胶质、脑磷脂、纤维素、葡萄糖、木糖、卵磷脂、胡萝卜素、维生素B_1、维生素B_2、维生素C、蛋白质、铁、钙、磷等多种营养成分，被誉为"素中之荤"。木耳中所含的一种植物胶质，有较强的吸附力，可将残留在人体消化系统的灰尘杂质集中吸附，再排出体外，从而起到排毒清胃的作用。

4. 蜂蜜

味甘，性平，自古就是滋补强身、排毒养颜的佳品。蜂蜜富含维生素B_2、C，以及果糖、葡萄糖、麦芽糖、蔗糖、优质蛋白质、钾、钠、铁、天然香料、乳酸、苹果酸、淀粉酶、氧化酶等多种成分，对润肺止咳、润肠通便、排毒养颜有显著功效。近代医学研究证明，蜂蜜中的主要成分葡萄糖和果糖，很容易被人体吸收利用。常吃蜂蜜能达到排出毒素、美容养颜的效果，对防治心血管疾病和神经衰弱等症也很有好处。

5. 胡萝卜

味甘，性凉，有养血排毒、健脾和胃的功效，素有“小人参”之称。胡萝卜富含糖类、脂肪、挥发油、维生素A、维生素B_1、维生素B_2、花青素、胡萝卜素、钙、铁等营养成分。现代医学已经证明，胡萝卜是有效的解毒食物，它不仅含有丰富的胡萝卜素，而且含有大量的维生素A和果胶，与体内的汞离子结合之后，能有效降低血液中汞离子的浓度，加速体内汞离子的排出。

6. 苦瓜

味甘，性平。中医认为，苦瓜有解毒排毒、养颜美容的功效。苦瓜富含蛋白质、糖类、粗纤维、维生素C、维生素B_1、维生素B_2、尼克酸、胡萝卜素、钙、铁等成分。现代医学研究发现，苦瓜中存在一种具有明显抗癌作用的活性蛋白质，这种蛋白质能够激发体内免疫系统的防御功能，增加免疫细胞的活性，清除体内的有害物质。

7. 海带

味咸，性寒，具有消痰平喘、排毒通便的功效。海带富含藻胶酸、甘露醇、蛋白质、脂肪、糖类、粗纤维、胡萝卜素、维生素B_1、维生素B_2、维生素C、尼克酸、碘、钙、磷、铁等多种成分。尤其是含丰富的碘，对人体十分有益，可治疗甲状腺肿大和碘缺乏而引起的病症。它所含的蛋白质中，包括8种氨基酸。海带的碘化物被人体吸收后，能加速病变和炎症渗出物的排除，有降血压、防止动脉硬化、促进有害物质排泄的作用。同时，海带中还含有一种叫硫酸多糖的物质，能够吸收血管中的胆固醇，并把它们排出体外，使血液中的胆固醇保持正常含量。另外，海带表面上有一层略带甜味儿的白色粉末，是极具医疗价值的甘露醇，具有良好的利尿作用，可以治疗药物中毒、浮肿等症，所以，海带是理想的排毒养颜食物。

8. 茶叶

性凉，味甘苦，有清热除烦、消食化积、清利减肥、通利小便的作用。茶叶富含铁、钙、磷、维生素A、维生素B_1、尼克酸、氨基酸以及多种酶，其醒脑提神、清利头目、消暑解渴的功效尤为显著。现代医学研究表明，茶叶中富含一种活性物质——茶多酚，具有解毒作用。茶多酚作为一种天然抗氧化剂，可清除活性氧自由基，可以保健强身和延缓衰老。

9. 冬菇

味甘，性凉，有益气健脾、解毒润燥等功效。冬菇含有谷氨酸等18种氨基酸，在人体必需的8种氨基酸中，冬菇就含有7种，同时它还含有30多种酶以及葡萄糖、维生素A、维生素B_1、维生素B_2、尼克酸、铁、磷、钙等成分。现代医学研究认为，冬菇含有多糖类物质，可以提高人体的免疫力和排毒能力，抑制癌细胞生长，增强机体的抗癌能力。此外，冬菇还可降低血压、胆固醇，预防动脉硬化，有强心保肝、宁神定志、促进新陈代谢及加强体内废物排泄等作用，是排毒壮身的最佳食用菌。

10. 绿豆

味甘，性凉，有清热、解毒、祛火之功效，是我国中医常用来解多种食物或药物中毒的一味中药。绿豆富含维生素B族、葡萄糖、蛋白质、淀粉酶、氧化酶、铁、钙、磷等多种成分，常饮绿豆汤能帮助排泄体内毒素，促进机体的正常代谢。许多人在进食油腻、煎炸、热性的食物之后，很容易出现皮肤痒、暗疮、痱子等症状，这是由于湿毒溢于肌肤所致。绿豆则具有强力解毒功效，可以解除多种毒素。现代医学研究证明，绿豆可以降低胆固醇，又有保肝和抗过敏作用。夏秋季节，绿豆汤是排毒养颜的佳品。

11. 芦笋

芦笋含多种营养素，所含的天门冬素与钾有利尿作用，能排除体内多余的水分，有利排毒。绿芦笋的笋尖富含维生素A，料理时可将尖端微露水面，能保存最多营养素，滋味又好。

12. 燕麦

燕麦能滑肠通便，促使粪便体积变大、水分增加，配合纤维促进肠胃蠕动，发挥通便排毒的作用。将蒸熟的燕麦打成汁当作饮料来喝是不错的选择，搅打时也可加入其他食材，如苹果、葡萄干，既营养又能促进排便。

13. 薏仁

薏仁可促进体内血液循环、水分代谢，发挥利尿消肿的效果，有助于改善水肿型肥胖。喝薏仁水是不错的排毒方法，直接将薏仁用开水煮烂后，适个人口味添加少许的糖，是肌肤美白的天然保养品。

美丽原理：人体内的四大毒素是重金属、细菌及其发酵物、过剩的蛋白质和没有排出体外的宿便。这些毒素在人体内部作祟，会让你出现找不到原因的头痛、体重大幅增加、便秘、口气难闻、脸上出现色斑、下腹部鼓胀、皮肤失去光泽、失眠、注意力不集中、无缘故的抑郁、生暗疮等等问题，影响美丽。要排出体内毒素，首先，尽可能少地在消化食物上耗费能量，把能量节省下来用于排除淋巴系统内的垃圾并恢复其活力；其次，从食物中最大限度地摄取能量和营养。所以在排毒过程中要多吃生食；因为生食只需少许能量便可以消化，却能提供最多的营养，因为生食是最纯粹、最自然的，而任何形式的烹饪或多或少会改变食物的性状和营养成分。

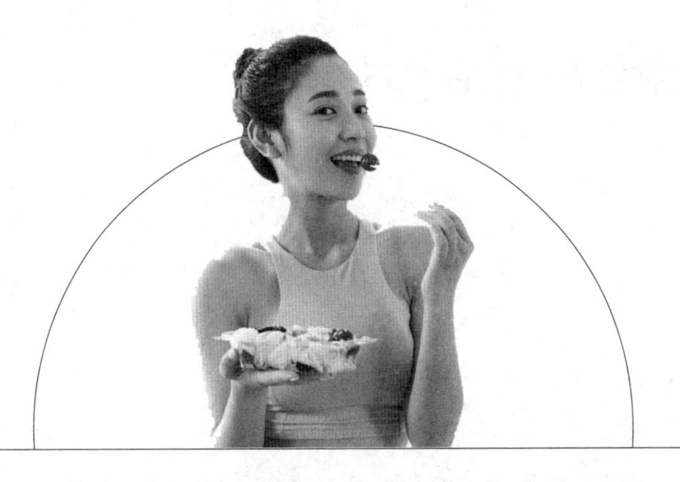

第三章　具有减肥塑体功效的食材有哪些

大部分易胖体质的人，体内都是呈现酸性体质的特征，也就是说，身体的酸碱值略微偏酸。酸性体质的人，血管中比较容易堆积废物。就好像一栋大楼里面，如果水管中流动的水比较清澈，水管就比较不容易堵塞；如果水比较浓稠、混浊，就比较容易堵塞。相同原理，血液偏酸性的人，新陈代谢比较差，体内也比较容易堆积毒素，不易排除。那么，如果体质呈现酸性，该怎么办呢？答案就是：多吃碱性的食物，平衡身体的酸性，让酸性易胖的体质，慢慢转为不易胖的碱性或中性体质。

一、专业瘦身的饮食技巧

不出一个月，就能使你的饭量减下来，并且不会有任何饥饿感觉，在不经意中身材也变得苗条宜人。下面是专家们提供的饮食技巧。

1. 少食多餐

控制食欲的关键在于有规律地按时进餐，每顿要饥饱适宜。专家们提倡在每日三餐基础上，另加两顿便餐，食量均以中等为宜。如果在两餐之间饮一杯香茶、水果汁或其他低热量饮料，对加餐来说是一种上佳选择。

2. 自我节制

进餐时，每当把饭菜送入口中，便放下刀叉，以便让胃有充足时间来确认是否已吃饱。一旦吃完应马上把剩余饭菜从眼前移走。

在一些特殊场合，可能有你最喜爱的食品，要有节制地享用而非完全避之不食。细嚼慢咽地品尝几口，与狼吞虎咽地大吃一番相比，会得到相同的满足。不过，餐前先吃一点低热量食品，对抑制食欲会有所裨益。此外，若经不住餐后点心的诱惑，与大家一道分享一点也未尝不可。

3. 果蔬最宜

富含纤维的食物容易使人产生饱感。作为餐前小菜，来一份色拉或蔬菜汤最为适宜；而在进餐结束时吃一片水果也较为恰当。不过，这类饮食的热量均应低于200千卡。

4. 善于饮水

水对节食也很有益。饭前至少饮一杯水，餐中再来一杯，对抑制胃口非常有效。

5. 变换吃法

逐渐习惯用有利健康的食物替代高脂肪及含糖多的饮食，以减弱食欲。在起初1~2个星期内，可能会因为食谱的改变而倍感困窘，但随着时间推移，这种感觉终究会消失殆尽。

6. 表里调整

要坚信饮食习惯改变后，自己的身材会变得愈加苗条。要时时暗示自己：假如站立时身姿笔直，体重马上会减轻两公斤。穿上一条束腰连袜裤，不但看上去更修长苗条，而且紧绷的衣服还有助于防止饮食过量。

7. 晚餐少食

能量主要消耗于白天的活动中，而睡眠时热量会转化为脂肪储存起来。因此，晚饭还是少食为妙。

下面是营养学家为白领工作者提供的减肥食谱：

早餐：一碗大米稀粥（放入少许鸡丁）或半杯炒燕麦另加85毫升低脂

牛奶，一片烤面包外加5毫升黄油，最后饮一杯水果汁（约170毫升）。总热量约为500千卡。

上午加餐：香蕉、苹果或170毫升的果汁一杯。总热量为100千卡以内。

午餐：一份面条或全麦面包制做的三明治，外带85克火腿及15毫升清淡的莴苣汁、蛋黄汁及西红柿汁，饮用低热量饮料或170毫升低脂牛奶。总热量为500千卡以内。

下午加餐：各类饮料（如茶、咖啡、低脂可可等），2片燕麦粉饼干或酥饼。总热量为200千卡以内。

晚餐：一小碗米饭，80克鱼或一小盘肉末豆腐，一份炒青菜或炒芸豆，一碗清淡蔬菜汤，最后来几片新鲜水果。总热量在500～600千卡左右。

美丽原理：一个人要维持目前的体重，每天每公斤体重必须吃进30至35卡的热量。一位50公斤重的小姐，每天吃进1500卡至1750卡，体重就会维持现状。如不知不觉中一个月内多吃了7000卡路里（即多吃了四天热量），也就是每天多吃了230卡而维持一个月，就会长胖一公斤。而每周要减肥一公斤，每天必须少吃1000卡热量，大致而言就是每天食量要减半。饭量减下来，摄入的热量就会减下来，从而达到瘦身的目的。

二、轻松减肥养成科学的饮食习惯

1. 选择正确的“瘦身”蔬菜

正确选择蔬菜和烹调方式才能有效减肥。那么，究竟哪几种蔬菜最有利于人保持苗条身材呢?

（1）大蒜是含硫化合物的混合物，可以减少血中胆固醇和阻止血栓形成，有助于增加高密度脂蛋白质。

（2）韭菜除了含钙、磷、铁、糖和蛋白质、维生素B、C外，还含有胡萝卜素和大量的纤维等，能增强胃肠蠕动，有很好的通便作用，能排除肠道中过多的营养，包括多余的脂肪。洋葱含前列腺素a，这种成分有舒张血管、降低血压的功能。它还含有烯丙基三硫化合物及少量硫氨基酸，除了降血脂外，还可预防动脉硬化。

（3）香菇能明显降低血清胆固醇、甘油三脂及低密度脂蛋白水平，经常食用可使身体内高密度脂蛋白质有相对增加趋势。

（4）经常食用冬瓜，能去除身体内多余的脂肪和水分，分解过剩的脂肪，有通便和减肥作用。

（5）胡萝卜富含果胶酸钙，它与胆汁酸磨合后从大便中排出。身体要产生胆汁酸，势必会动用血液中的胆固醇，从而促使血液中胆固醇的水平降低。

（6）海带富含牛黄酸、食物纤维藻酸，可降低血脂及胆汁中的胆固醇。

（7）豆制品含丰富的不饱和脂肪酸，能分解体内的胆固醇，促进脂肪代谢，使皮下脂肪不易堆积。

（8）黄瓜有助于抑制各种食物中的碳水化合物在体内转化为脂肪。

（9）白萝卜能促进新陈代谢，避免脂肪在皮下堆积。

（10）绿豆芽产热少，不易形成脂肪堆积皮下。

另外，芹菜、甘蓝、青椒、山楂、鲜枣、柑橘以及紫菜、螺旋藻等，均具有良好的降脂作用。

美丽原理：一般人都会想当然地认为吃蔬菜不会发胖，因此对蔬菜的食用也不加选择和控制。其实，过多地食用碳水化合物含量高的蔬菜，其中过剩的碳水化合物也会转化为脂肪在体内储存起来导致发胖。

2. 远离身材的致命杀手

提到减重，就不得不强调饮食控制。不过，你是不是有这样的疑惑：为什么自己吃的东西不多，体重却还是掉不下来呢？这有可能是因为你在无意中摄取了多余的热量，所以你无意中每天因为习惯而吃下的东西，才是你身材的致命杀手。

（1）巧克力饼干

每到午茶时间，你是不是觉得饥肠辘辘，就来片巧克力饼干呢？虽然减肥的书上都说应该用芹菜和胡萝卜条来取代零食，可是这些蔬菜水果虽然健康却没什么味道，你就拿几片最爱的巧克力饼干来充饥。不过你要知道，巧克力饼干里头含有大量的糖和很多的油脂。如果你每天下午，都用巧克力饼干来满足嘴馋的渴望，只需要半年的时间，就会胖7公斤，如果这样持续一年，就会有14公斤的肉跟着你一起移动。美味的背后却是高热量的陷阱在等你，而且高油和高糖的食物还会让人快速老化。

（2）巧克力棒

如果没时间吃正餐，料多实在的巧克力棒，是不是你充饥的小零嘴？如果你真的用巧克力棒充饥，之后千万不要再补一顿正餐。

（3）罐装果汁

明明知道蔬菜水果含有丰富的维生素和矿物质，但就是懒得吃水果。既然没吃水果，就用果汁来代替吧。可是用果汁来代替水果并不能摄取足够的矿物质和维生素，这是因为水果在做成果汁的过程中，许多矿物质和维生素都已经流失。而仅剩的维生素C，也会因为光照的因素而减少。如果仔细看罐装果汁上的标示，就可以发现，大部分的果汁都是浓缩还原，而且也加了许多的糖。所以，如果你认为喝果汁比较营养而天天来上一罐，果汁里的高糖分会让你在一年之后增加12公斤的体重。

（4）普通可乐

可乐是大家最常喝的饮料，吃汉堡薯条的时候当然要配可乐；而大家共聚一堂分享比萨美味的时候，也是用可乐来搭配比萨的滋味。不过，就算不和食物搭配，许多人也养成了一天喝一杯可乐的习惯。这是因为可乐里的咖啡因和特殊配方，容易让人上瘾。虽然现在市面上已经有低卡可乐，不过还是有许多人不能适应带糖的特殊味道。如果你已经不能一天没有可乐，那么最好多做一点运动来消耗多余的热量。因为一天一罐，就可以让你在一年后发胖8公斤。更可怕的是，喝下的可乐不但不会让你有饱足感，可乐的重口味还会让你吃下更多食物。不只是可乐，其他的汽水、七喜等等也是少喝为妙。

（5）啤酒

朋友一起聚餐或是在唱歌的时候，啤酒便是免不了的助兴角色。不过，一天只喝一罐啤酒，一年之后却会换来7公斤的体重。这也就是为什么啤酒会有液体面包的称呼，而且常喝啤酒的人也会换来一个沉甸甸的啤酒肚。啤酒里面除了热量之外，几乎不含任何的营养素，所以除了让你发胖之外，对健康没有任何帮助。如果你想要品尝啤酒的麦香，最好还是浅尝辄止，不要养成每天喝啤酒的习惯，也不要在睡前喝啤酒，因为啤酒有利尿的作用，睡前喝就会造成大量的水分聚积在体内，也会造成夜晚频尿的现象。

美丽原理：上述食品中热量含量较高，比如一条巧克力棒的热量相当于一顿正餐的一半热量。如果你的人生里，不能脱离香浓的巧克力、内含的浓浓焦糖和花生的美妙滋味，那么建议你最好随时注意体重计上的数字，天天都吃这样高热量的零食不发胖也难。

3. 减肥时应慎吃的八种水果

人们都知道吃水果有益于健康，很多追求苗条的女孩还把它作为一种正餐的食品，但是有些水果是不宜在空腹的状态下食用的。

（1）西红柿。西红柿中含有大量的果胶、柿胶酚、可溶性收敛剂等成分，容易与胃酸发生反应，凝结成不易溶解的块状物。这些硬块可将胃的出口幽门堵塞，使胃里的压力升高，造成急性胃扩张而使人感到胃胀痛。

（2）柿子。空腹时胃中含有大量胃酸，它易与柿子中所含的柿胶酚、胶质、果胶和可溶性收敛剂等反应生成胃柿石症，引起心口痛、恶心、呕吐、胃扩张、胃溃疡，甚至胃穿孔、胃出血等疾患。

（3）香蕉。香蕉中含有大量的镁元素，若空腹时大量吃香蕉，会使血液中含镁量骤然升高，造成人体血液内镁、钙的比例失调，对心血管产生抑制作用，不利健康。

（4）橘子。橘子中含有大量糖分和有机酸，空腹时吃橘子，会刺激胃粘膜，导致胃酸增加，使脾胃满闷、泛酸。

（5）黑枣。黑枣中含有大量果胶和鞣酸，易和人体内胃酸结合，出现胃内硬块。特别不能在睡前过多食用，患有慢性胃肠疾病的人最好不要食用。

（6）甘蔗和鲜荔枝。这两种食品中含糖量很高，不宜空腹食用，否则刺激胃黏膜，使得胃痛、脾胃胀满。而且空腹时吃甘蔗或鲜荔枝过量，会因体内突然渗入过量高糖分而发生“高渗性昏迷”。

（7）菠萝。菠萝内含的蛋白分解酵素相当强，如果餐前吃，很容易造成胃壁受伤。

（8）山楂。味酸，具有行气消食作用，但若在空腹时食用，不仅耗气，而且会增强饥饿感并加重胃病。

美丽原理：水果并不是可以随意食用的，因为其中含有较多的有机酸和单宁类物质，有些水果还含有活性很强的蛋白酶类，可能对胃产生刺激和伤害，使人出现胃痛、胀气、腹泻、消化不良等症状。

三、掌握卡路里：科学减肥更有效

对于体重计上的指数，女人总是斤斤计较，而减重的重要原则为“限量饮食”，以均衡的饮食及热量，来维持适当的体重。减重者必须先了解食物的热量，再选择性地食用，以维持最佳的体态。

1. 合理选择肉类

以油脂的含量来说，四条腿的动物（猪牛羊）多于两条腿的动物（鸡鸭），两条腿的动物又多于没有腿的动物（海鲜）。在选择肉类食品时应选择油脂含量少的肉类。尽量少吃绞肉类的食品是减重者选择肉类的另一项重点，例如香肠、火腿、贡丸、汉堡肉饼，因为这些都是以肥肉与瘦肉混合绞制的，虽然表面看不出来，但很容易在不知不觉中就摄取了过量的脂肪。

2. 选择饮食的准则

（1）蒸、卤、煮的烹调方式优于煎炸，可以减少油分的摄取。

（2）避免调味过重的菜肴，以免摄取过多的油脂。

3. 掌握好晚餐时间

睡前4小时不进食，因为睡眠时是胰岛素最高的时段，再加上睡眠时热量没有燃烧，很容易囤积为脂肪。所以晚餐应在睡前4小时以前进行。

4. 多吃蔬菜

刚开始减重的两星期，因为要以较少的摄食量满足被撑大的胃，会觉得非常难过。刚开始减肥时，建议从蔬菜开始，不但有饱足感，同时热量也低。

5. 正确地认识食物

先认识6大类食物（肉类、五谷根茎类、鱼肉豆蛋类、油脂类、水果蔬菜类与油脂类），选对种类（例如肉类的部位），再衡量分量，最后选择做法。

（1）透过食物代换表，让营养均衡，不至于超过热量。

（2）动手称食物，了解食物分量与热量的换算。

（3）选择低热量食物，并学习正确的烹调方式，以免因为错误的烹调方式造成热量摄取过量。

6. 饮食习惯与行为改变有极大的关系

例如一边看电视一边吃零食的几率，高于一边听古典音乐一边吃零食的几率，所以少看电视，自然而然就会少吃零食。

7. 多食五谷根茎类食物

五谷根茎类食物含碳水化合物与蛋白质，一般以为只有米饭面条或面包，事实上绿豆、红豆、玉米、莲子，甚至山药、麦片、薏仁等，吃起来口感“粉粉的”东西，都是属于这一类的食物。

8. 走出多吃水果的误区

别以为水果的热量低，其实它们含有糖类，一般人总以为不甜的水果可以多吃，其实热量与水果的甜度没有多大的关系，而是与分量有关。例如芭乐，不甜与甜的芭乐所含的热量是一样的，甜不甜是果肉内部的转换的问题，很多人认为芭乐不甜就猛吃，这是错误的想法。而果汁是减肥者的大忌，因为果汁是由多颗水果打成的，分量较多，而且少了纤维质的结果，少了饱足感，在不知不觉之间，反而会使热量摄取过度。

9. 吃饭要细嚼慢咽

这是因为人的胃要感觉到饱，是在吃下东西的30分钟之后，因此如果吃东西的速度太快，胃还没有感受到饱的程度，却已经摄取了过量的热量，这是减重者的大忌。如果已经知道待会儿要吃一顿丰盛的大餐，不妨先吃一点饼干垫底，让胃有饱的感觉，不至于在盛宴中吃下太多东西，摄取了过度的热量。

美丽原理：在饮食过程中所摄入的热量，超过其本身所消耗的热量，而使多余的脂肪及其他养料在体内积蓄起来形成脂肪细胞，引起血脂的升高，这就是肥胖发生的重要原因，也是很多人减肥失败的原因。因此，进餐时一定要通过换算的方法，控制全天的食物摄入量，这是确保健康的基本原则。

四、饮食心经：享受保持曼妙身材的美味9999

对于女性而言，保持健康、苗条的身材是追求美的根本。究竟如何做到既吃得好又吃出健康，还能保持曼妙身材，一直是很多女性不断追求的目标。下面就推荐9种健康食品，来帮助女性保持苗条、匀称的身材。

1. “瘦”牛排

很多营养专家都推荐人们少吃红肉，但牛肉应该是个例外。牛肉富含蛋白质、铁和B族维生素，而最有营养的是那种瘦肉多，又完全由草喂出来的牛身上的肉。（做牛肉的时候加一点花椒等香料，能大大降低因为高温而产生的致癌物质。）

2. 咖喱

咖喱中的姜黄素是一种抗氧化剂，它能抑制人体内瘤的生长，并能消灭癌细胞。（咖喱粉和西蓝花、白菜等配在一起吃，能大大增强姜黄素的抗癌能力。）

3. 开心果

开心果富含维生素B_6和铜，能增强人体的活力。有研究显示，每天吃一大把开心果能帮助降低血脂。（买无糖的带壳坚果。在剥壳的过程中，你能很清楚地意识到自己吃了多少，这样就不容易吃过量。）

4. 咖啡

美国营养学会的专家们认为，每天喝3～5杯咖啡能降低患2型糖尿病、大肠癌以及肝癌的几率。他们同时认为，咖啡中的抗氧化剂能保护体细胞和DNA不受损害。美国哈佛大学的科学家们在一项新的研究中也发现，每天喝咖啡的女性，不容易得高血压。（如果你担心喝太多咖啡会影响睡眠，可以喝一些脱咖啡因咖啡，它们仍然富含抗氧化剂，能起到同样的功效。）

5. 燕麦片

英国科学家发现，最简单有效的降胆固醇方法之一，就是每天吃燕麦片。

燕麦片里含有的纤维能形成一种凝胶，有效降低人体对胆固醇的吸收。并且，早餐吃燕麦片的人能一上午都保持精力充沛，并且午餐时吃得比别人少。（选择燕麦片时，尽量选低糖的。如果你爱吃甜食，不妨试着在燕麦片里加一点有抗氧化作用的水果，就可以一举两得了。）

6. 虾

虾是一种无脂肪、高蛋白的健康食品，它同时富含抗癌物质硒和维生素D。人们一般认为虾的胆固醇含量很高，但实际上，虾含有的胆固醇并不能提高人体血液中的胆固醇。美国洛克菲勒大学的一项研究显示，每天吃少量虾，能提高人体的“好胆固醇”。（如果买不到新鲜虾，就到超市里买冷冻的。吃虾前用水冲洗，会带走40%的钠，减少升高血压的隐患。）

7. 黑巧克力

黑巧克力中富含类黄酮，吃少量黑巧克力，能够预防动脉栓塞、降低患心脏病的几率。另外，吃巧克力能释放血液中的复合胺，有助于调节情绪。（买黑巧克力时，选择那些至少含有60%可可粉的。如果能和钙片一起吃，那就更好了。）

8. 樱桃

美国密歇根大学的一项研究发现，吃樱桃能够降低胆固醇和血糖。2006年的一项研究也发现，连续8天每天喝2大杯樱桃汁并坚持运动的人，比那些喝水的人，更不容易发生肌肉酸痛的现象。（除了当水果吃外，你还可以把樱桃放在冰箱的冷冻室里，做成健康“冰淇淋”，随时拿出来吃。）

美丽原理：上述食物有很高的营养价值，是瘦身的常用食品。这些食品能量较低，不会让脂肪堆积。它们应该成为你食谱里的主要成分。其他所有食品还可以吃，但是一定要限制量。

五、魔鬼身材：由脸至腿的食疗全程护理

1. 瘦脸

如何健康而快速地瘦脸？下面的5个建议，从饮食习惯入手，帮助你有效瘦脸。

（1）每天至少喝800毫升水

喝适量的水是帮助脸部消除浮肿的有效方法之一。如果你不喜欢每天喝下一杯又一杯平淡无味的清水，可以在水中加入少许柠檬片或柠檬汁；如果用咖啡、茶、苏打水或水果汁来替代清水，其补水效果不仅能等同于800毫升清水，还可能带来你计划之外的热量。

（2）每天至少吃3个水果和3两蔬菜

瘦脸离不开全身减肥，因此控制摄取的总热量相当必要。多吃水果和蔬菜不仅容易产生饱腹感，还能帮助你减少吃甜品的强烈欲望。

（3）对酒精说“不”

无论是啤酒、鸡尾酒、白酒，还是其他形式的酒精饮料，都可能让你面部浮肿和皮肤松弛。此外，酒精饮料的热量很高，仅一杯200毫升左右的酒精饮料，热量便可达到100千卡。

（4）增加钙的摄入量

一项研究显示，接受测试的女性每天从食物中摄取1200毫克的钙，能帮助身体更快地消耗脂肪，使脸部纤瘦、身材苗条。

（5）控制盐分的摄入

每天摄入的盐分越多，意味着脸部浮肿的可能性越大。应少吃罐装食物、腌制的鱼、香肠、熟肉等。

美丽原理：脸部过胖是因为脂肪聚集过多，平日三餐中可以多吃那些能消肿利湿的果蔬，如冬瓜等。如果你的脸是因肌肉硕大引起的肥胖，就请拒绝口香糖、甘蔗等锻炼咀嚼肌的食品，因为它们只能促使你的面部肌肉更加健硕。

2. 丰乳

女性乳房的健美，与日常饮食有很密切的关系，这一点已为现代医学研究所证实。

促进青春期乳房发育，或是避免中老年后出现乳房萎缩，可以吃一些富含维生素E以及有利激素分泌的食物，如卷心菜、花菜、葵花籽油、玉米油和菜籽油等。维生素B族也有助于激素合成，它存在于粗粮、豆类、牛乳、牛肉等食物中。

因为内分泌激素在乳房发育和维持过程中起着重要的作用，雌性激素使乳腺管日益增长，黄体酮使乳腺管不断分枝，形成乳腺小管。

下面是几种有利于乳房发育的食谱：

（1）豆浆炖羊肉。淮山150克，羊肉55克，豆浆500克，油、盐、姜少许，炖2小时，每周吃2次。

（2）海带炆鲤鱼。海带200克，猪脚一只，花生150克，鲤鱼500克，葱、姜、油、盐、酒各少许。先用姜、葱煎鲤鱼，煮后放入配料炆（用微火炖）。

（3）荔枝粥。荔枝干15枚去壳取肉，莲子、淮山各150克，瘦肉250克，同煮粥，每周吃2次。

美丽原理：一般来说，乳房的大小和体态胖瘦基本相称。胖人的乳房中脂肪积聚较多，所以乳房大些；体瘦的人乳房中脂肪积聚也相应减少，故乳房小些。乳房发育不丰满的女性，应多吃一些热量高的食物，如蛋类、瘦肉、花生、核桃、芝麻、豆类、植物油类等，使瘦弱的乳房变得丰满，同时乳房中也由于脂肪的积蓄而变得丰满而富有弹性。

3. 收腹

减小腹的最高境界，就是不节食也减肥，让平坦小腹吃出来！小腹是最容易“喂”胖的部位，而且节食也不一定能把小腹瘦下来，因为某些食物特别容易给小腹增重。如何不节食而吃出平坦小腹呢？

（1）基本中的基本：多吃水果和蔬菜

果蔬除了含有大量纤维，能让饱的美妙感觉持续得更久以外，还富含抗氧化剂，如维生素C，β－胡萝卜素，能够有效地与腹部脂肪“抗衡”。胡萝卜、哈密瓜、南瓜和桃子都富含β－胡萝卜素，而浆果类（草莓等）、橙子则含有大量维生素C。特别是橙子，是最有营养的水果之一。值得注意的是，不要贪方便用果汁代替水果。

（2）注意营养：多吸收硒元素

根据一项对超过8000名美国人进行的调查表明，抗癌元素硒能降低腹部肥胖的几率。血液里缺少硒和其他抗氧化剂的人，其腰围普遍更大。

很多种食物都含有硒元素，但是很难计量你是否已经摄入的是最佳的分量——55毫克。因为种植果蔬的土地、喂养动物的饲料都会对食物的硒含量产生影响。为了摄入足量的硒，你可以补充一些营养品，或者尝试经常变换着吃不同产地的食物。

（3）健康又减肥：补充蛋白质

蛋白质的神奇功能在于：提供能量又帮助减肥，而且它在帮助你减肥的时候，特别喜欢“光顾”腹部的脂肪。但是，研究同时也发现，过多的蛋白质会加重肾的负担。因为在蛋白质过量的时候，是肾负责消灭它们的，在这过程中会导致钙的流失。因此，你的目标是要把每天热量摄入量的25%“分配”给蛋白质。（如果你每天的食谱含2000卡路里，那么其中的500卡路里应该来自蛋白质。）高蛋白质的食物包括：低脂酸奶、脱脂牛奶、鱼以及家禽。果仁也是很好的选择，但果仁同时也是高热量的食物，平均每周吃5盎司左右的量就足够了（1盎司=28. 3495克，一盎司的分量大概是：24颗杏仁、18颗腰果，或者35颗花生）。

（4）好习惯：每天一杯红酒

不是说因为想要减小腹就要逼自己喝红酒，而是说如果你习惯每天晚餐前喝一杯红酒的话，对减小腹是有帮助的。相比起滴酒不沾，一些研究发现适量的红酒更能帮助女性对抗腹部脂肪。在回顾了大量数据以后，专家发现每天喝一杯4盎司的红酒或白葡萄酒（坚持20个月），效果是最好的。

过犹不及，要谨记适量的原则，除了红酒之外，不要多喝其他一些鸡尾酒、啤酒之类的。酒喝得多也会把人喝胖。

（5）秘招：吃“对”的脂肪

减肥也不必谈“脂”色变。来自西班牙的研究发现，有一些脂肪是有利于减肥的，比如不饱和脂肪（橄榄油）、欧米加—3（鱼类、亚麻籽、胡桃油、豆腐）等，而另一些脂肪特别容易令腹部积聚脂肪，如欧米加—6（谷类食物、玉米油、烘烤的食物以及鸡蛋）。

另外，有一些脂肪是应该完全消灭掉的：毫无营养可言、在烘烤食物或炸薯条中比较常见的转换脂肪。威克森林大学做过这样一个实验：按照典型的美国人日常食谱来喂养猴子，其中一些猴子吃的脂肪全部是转换脂肪，另一些猴子则是用不饱和脂肪来喂养。六年后，用转换脂肪喂养的猴子平均要胖10磅，而且这10磅中的30%长在腹部。所以日常中应少吃烘烤食物或炸薯条之类的食品。

美丽原理：腹部脂肪细胞中贮存了过多的脂肪就会让小腹凸出。上述建议旨在抗衡腹部脂肪及减少血液里的中性脂肪，当血液里的中性脂肪减少时，贮存的脂肪就会被释放出来，以热量的形式被消耗掉。这样反复下去，腹部脂肪细胞中的脂肪就会减少。

4. 翘臀

南瓜、甘薯与芋头这些蔬菜富含纤维素，可以促进胃肠蠕动，减少便秘几率，进而创造纤瘦且健美的下半身。再者，营养素的选择也很重要。许多女性都有上半身纤瘦但下半身臃肿的困扰，此时就得反省自己的日常饮食，是否有含钾量不足的缺点。

医学研究表明，足量的钾可以促进细胞新陈代谢，顺利排泄毒素与废物。当钾摄取不足时，细胞代谢会产生障碍，使淋巴循环减慢，细胞排泄废物越来越困难；加上地心引力影响，囤积的水分与废物在下半身累积，自然造成臃肿的臀部与双腿。

解决这个难题有两个要点：减少钠与增加钾的摄取。过量的钠会妨碍钾的吸收，所以必须少吃太咸与太辣的食物，这些都是钠的来源。至于钾的补充，就以青菜、水果为主食。糙米饭、全麦面包、豆类与花椰菜（菜花），这些食物含有大量的钾元素，有助于排除体内的多余水分，令你的下半身更窈窕。

美丽原理：想让臀部变得结实，避免松弛与下垂，首要饮食原则是必须减少动物性脂肪的摄取。食用过多的红肉、奶油或乳酪，不仅易使血液倾向酸性，让人易于疲劳，也会让脂肪囤积于下半身，造成臀部下垂，所以最好以大豆之类原植物性蛋白质，或是热量低且营养丰富的海鲜为主食。

5. 美腿

模特儿都拥有修长的美腿，其实除了多做美腿运动外，想要有美美的腿，可以多吃下面这些水果和食物。

（1）香蕉

卡路里有点高的香蕉，其实可以当正餐吃。它有特多的钾，脂肪与钠却低得很，是符合美丽双腿的营养需求。

（2）苹果

它的钙量比一般水果丰富很多，有助于代谢掉体内多余的盐分。苹果酸还可代谢掉恼人的热量，让你和下半身肥胖说拜拜。至于水溶性纤维质的果胶，可解决便秘，清肠胃之后，下半身就会轻盈不少。

（3）木瓜

吃了大鱼大肉，又老是坐着不动，脂肪容易堆积在下半身。木瓜的蛋白分解酵素、番瓜素，可帮助分解脂肪，减低胃肠的工作量，让赘肉多多的双腿慢慢变得结实有骨感。木瓜中的果胶成分还有整肠的功能，可以净化体质、美化肌肤。

（4）西瓜

清凉的西瓜，拥有利尿元素、酸柠檬黄素，能使让人变胖的盐分随尿排出，对结实肌肉和对付松垮浮肉很有效果。此外它的钾含量不少，可以修饰美化双腿的线条。

（5）葡萄柚

独特的果酸成分，能使新陈代谢更顺畅，卡路里低，含钾量却是水果中的前几名。多尝葡萄柚的酸滋味，就一定有机会成为迷人的美腿小姐。

（6）猕猴桃

猕猴桃的维生素C很多是众所皆知的，其实它的纤维素含量也相当丰富，纤维吸收水分膨胀，可产生饱足感。此外，水果纤维能增加分解脂肪酸素的速度，避免过剩脂肪让腿部变粗，所以也是受欢迎的美腿水果。

（7）芹菜

芹菜有大量的胶质性碳酸钙，容易被人体吸收，补充纤直双腿所需的钙质。芹菜对心脏不错，又有丰富的钾，对预防下半身浮肿的现象十分有益。

（8）菠菜

多吃菠菜可以使血液循环更为顺畅活络，这样自然而然能将新鲜的养分和氧气送到双腿，恢复腿部的活力与元气。

（9）红豆

红豆里的石碱酸成分，可增加肠胃蠕动，减少便秘，促进排尿，也能排除腿部的浮肿。另外有丰富的纤维素，可以迅速帮助排泄体内盐分、脂肪等废物，对美腿是有百利而无一害的好食物。

（10）蛋

多吃蛋也能美腿，这是因为蛋里面的维生素A，可以让双腿的肌肤水嫩嫩的，维生素B_2则可消除脂肪。其他的磷、铁、维生素B_1、烟碱酸，也都对消除下半身的赘肉有效果。

（11）海苔

含维生素A、B_1、B_2以及矿物质和纤维素的海苔可以促进代谢排水，想要有纤纤美腿，也要记得常吃。

（12）芝麻

芝麻能提供人体所需的维生素E、B_1、钙质，特别是它的亚麻仁油酸成分，可去除附在血管壁上的胆固醇。最好是买芝麻粉或是直接吃芝麻糊，才能充分吸收这些美腿的必要元素。

美丽原理：经常食用上述食品可以排除下半身的水分滞留，从而让双腿纤细匀称，肌肤柔嫩光滑。

六、明星的减肥私招

好看的女人，不但要有漂亮的衣物，而且要有动人的身段。因此，尽管“整体减肥”者未必真胖，“局部添肉”者未必真瘦，可旨在强调“三围达标”，突出“三点鲜明”的女人仍然前赴后继、你追我赶地开始了曲折而漫长的“减肥历程”。下面看看这些骨感女星可谓为纤体瘦身想尽了绝招，在欣赏她们美丽的同时，不妨分享一下她们的瘦身秘诀。

1. 金喜善蜂蜜减肥私招

韩国美女代表金喜善在进入演艺界前是一个毫不起眼的“小胖妹”。因为她采用了“蜂蜜减肥法”，才让自己成就了一个迷人的好身材。

其实吃蜂蜜是日本和台湾流行的断食瘦身法。每天早、午、晚三餐均以蜜糖水或蜂蜜茶替代，全程基本不吃喝其他东西。减肥期间，每天可食用150~200克的蜂蜜，至少要吃150克分量才能收到减肥之效；若感到肚饿或疲倦时，可直接吃蜂蜜或喝蜜糖水，能及时补给身体养分，恢复精神。

如何用蜂蜜减肥呢？早饭以前可以在喝水时加入蜂蜜，午饭与晚饭时则吃少量的粥。一般人在吃蜂蜜两天后就感觉到身体轻松，心情愉快。五天以后可以吃面条类容易消化的东西，然后慢慢恢复原来的饮食。采用这样的减肥方法，许多人在三天以内就减肥3公斤。便秘的症状以及焦虑不安的感觉也可以消除。

蜂蜜无论从营养还是药用价值上来说，都是较佳的上等补品，这一点毋庸置疑。需要指出的是蜂蜜只是一种补品，不可长期作为主食来用。研究发现每100克蜂蜜仅含有321卡路里的热量，即使每天食用200克蜂蜜，其所能提供的能量也远远不能满足人体基本的能量需要，直接后果就是造成体内生理紊乱，新陈代谢降低，胃口锐减；从营养素构成来看：蜂蜜里面35%是葡萄糖，40%是果糖，其主要是碳水化合物，蛋白质及脂肪的含量很少，维生素等各种微量元素极少。每天仅从200克蜂蜜里面获得营养素，是不够维持人体正常生理需要的。如果长期把蜂蜜当成主食来吃，对人的健康肯定有危害。

美丽原理：蜂蜜是一种天然的营养剂，它包含可以燃烧人体能量的良质糖分、维生素以及矿物质等。在一日三餐中，只要加入一点蜂蜜，就可以避免脂肪在人体中积聚下来。蜂蜜还具有优良的杀菌效果与解毒效果，它有助于把体内积聚下的废物排出体外，让全身的新陈代谢功能得到改善，使得那些由于不能很好地消耗而在体内积聚下来的多余脂肪作为能量而得到燃烧。蜂蜜的糖分如能从胃运送到血液中，就会变成能量，很快地消除疲劳。由于血糖值上升，空腹感也消失了。

2. 蔡依林减肥食谱大曝光

（1）开水烫白菜

蔡依林是唱片公司企宣喜欢的“乖宝宝”，带她做宣传，再省力不过。

坐飞机，她一个人躲在商务舱蒙头睡，不要人陪；住宾馆，晚上不吃夜宵不泡吧，扔一个手提电脑在房间里，她能几天不出门；三餐菜单连脑子都不用转，喊进房间的是永远的“老三样”——开水烫青菜、白饭、蒸烧卖或者虾饺。

（2）不沾油盐糖

蔡依林的营养师告诫过她，要想瘦，就不能沾油、糖和盐。

年轻女性最喜欢的蛋糕、薯条、冰淇淋，对蔡依林来说犹如毒虫蛇蚁，碰都不碰。偶尔吃一块不带油的干煎牛排，已经算大罪过！

（3）特制瘦身火锅

有一次工作得晚了，别人叫上蔡依林去火锅店吃重庆鸳鸯锅。工作人员个个嚼得酣畅淋漓，惟独她，坐在角落，面对一锅“特意”为她准备，连番茄、大葱和味精都没加过的白开水，一片一片涮蔬菜。

美丽原理：一般情况下，人们日常饮食搭配大体为：粮谷类食物应占40%左右；蔬菜、水果类，主要为人体提供维生素及膳食纤维和部分热能，应占30%左右；畜禽肉、鱼虾、蛋奶等动物性食品，它们是人体中主要优质蛋白质的来源，应占20%左右；剩余的10%为油盐糖，油脂类的主要成分是脂肪，虽然是不可或缺，但不可过多，一定要适当控制，另外要减少糖和盐的摄取，尤其是提纯过的糖。维持高纤维素摄入，维持食物多样化是有利于健康的生活方式。“控制”肉、油、盐的摄入则是关键，而“增加”水果、奶、谷物和薯类食物的进食量则是减肥膳食成分的科学调整。

3. 几位明星的健康饮食习惯

（1）李嘉欣视零食为猛兽

李嘉欣高高瘦瘦的模特儿体形，给自己增添了不少信心。她很懂得珍惜身体，平常很少吃零食，这是因为零食中大多含糖含脂肪量很高，如糖果、点心、果脯等。尤其是这些食品中的精制蔗糖、葡萄糖等摄入人体后，很容易被吸收，还能促进转化、合成脂肪，从而使脂肪在体内堆积；而油炸食品本身就是高脂肪食物，往往含糖量也高。所以，零食有时甚至高于正餐的含热量——难怪李嘉欣对其敬而远之。

（2）张曼玉一天至少三杯牛奶

心宽自然体胖，张曼玉婚后体形比从前丰腴了不少，因此她专门拟定了一瘦身计划：在饮食上，总以清淡为好，但蛋白质、脂肪、维生素、碳水化合物都要达标，不能过少，比如一天三杯牛奶是必不可少的。晨起一定先用盐开水清肠，因为人身诸恶莫过于肠毒，肠毒去除干净了，自然会变苗条。

（3）梁咏琪的“金字塔饮食”

梁咏琪瘦身有一绝招：坚持金字塔式食物结构。也就是说食用最多的食品是“金字塔”的基石，食用最少的则位于塔尖。塔的底部主要是粮食：面包、谷类、大米。塔底往上是蔬菜和水果，再往上是乳制品，像牛奶、奶酪、酸乳酪，还有肉、家禽、鱼、干豆、鸡蛋、坚果。塔的顶部是脂肪、油和甜点。

此外，她还会在饭前饮用大量的水，这可以使她感到肚子不饿，饭量减少，达到减肥的目的。

（4）翁虹吃饭细嚼慢咽

翁虹的美体秘方在于饮食时细嚼慢咽。一般来说，胖人大多食欲好，进食速度快，以致狼吞虎咽，食物未得到充分咀嚼，未能成为食糜而敷贴于胃壁，所以，常常虽吃了不少东西却仍感饥饿；而且，咀嚼时间过短，迷走神经仍处在过度兴奋之中，从而引起食欲亢进。

此外，由于过快进食后血糖浓度升高，等到大脑食欲中枢输出停食的信号时，往往已经吃了过多的食物。

（5）吴君如起床后只吃水果

吴君如平常只吃清蒸鱼或鸡，不吃饭，但若真想吃，只能吃半碗。饭跟肉不可同时进食，只能以菜配饭或是肉配菜。不吃夜宵，肚子很饿时，吃一片面包，但不涂任何东西。戒糖、戒淀粉，连喝茶和咖啡也不能加糖。每天去健身房做一小时运动，要游泳和其他运动交替做才有成效。

（6）狂减十斤何洁瘦身全接触

何洁主要是通过控制饮食，然后就是多运动，每天都快步走。她控制饮食有五大妙方：

a. 控制高脂类食物，像油炸的啦，奶油的啦，这些都不吃了。

b. 在平时的饮食中，含碳水化合物较高的主要是来自于谷类（如米、面、杂粮等）。

c. 要减少精糖的摄入，精糖容易代谢，但是如果在人体内不消化，就很容易转化为脂肪。

d. 晚餐之后不吃零食，如果实在喜欢的话，最好就在早上吃，因为果仁食品富含蛋白质，人吃过后可以有一种饱腹之感。

e. 不吃夜宵。如果饿得不行，可以吃飞过水的青菜，另外，晚上还可以吃魔芋食品和猪腰、粉丝、粉条等几乎不含热量的食品，但是吃的时候要注意，不能放太多的油。

美丽原理：肥胖与饮食习惯有着密切的关系。有些人喜好肥甘厚味，有的人有吃“油”的习惯，又偏好食用油炸食品，像油饼、炸薯条、炸鸡等，有的人三餐食量并不多，但是有吃零食和甜食的习惯，一天的总量已经超标了，还自觉吃得不多。进食能量过多、消耗过少，“总收入”大于“总支出”，摄入的不论是脂肪、糖类，还是蛋白质，经过一系列的消化吸收，最终产生多余的能量都会以脂肪的形式储存于体内，使人逐渐发胖起来，这也是大多数肥胖者发胖的主要机制。人到中年以后，很多人体力劳动量逐渐下降，然而他们从年轻时培养下来的进食量不能随之适当减少，机体平衡失调，人就会逐渐肥胖。人们常开玩笑说：“发胖的人，光喝凉水也长肉”，其实不然。有专家在对肥胖人群的调查中发现肥胖者与饮食习惯有着十分密切的关系。人们进食量的多少是依饥饿感和饱食感这两种主观感觉来进行调节的，当有了饥饿感就促使人们进食，吃进了一定的食物后，便出现饱食感，而使人们停止进食，这一调节机制是通过丘脑下部的饥饿中枢和饱食中枢来完成的。但通常在什么时间进食，进食多少后停止，则在很大程度上取决于习惯和生活方式。就饮食嗜好来说，喜欢吃甜食、油腻食物，喜欢吃稀汤及细软食物而不愿吃纤维素食物的人，容易发生肥胖；两餐之间好吃零食及食后喜静卧的人，肥胖发生率也较高；另外，饭前喜欢少量饮酒之人，也易肥胖。要想保持良好的身材，必须养成健康的饮食习惯。

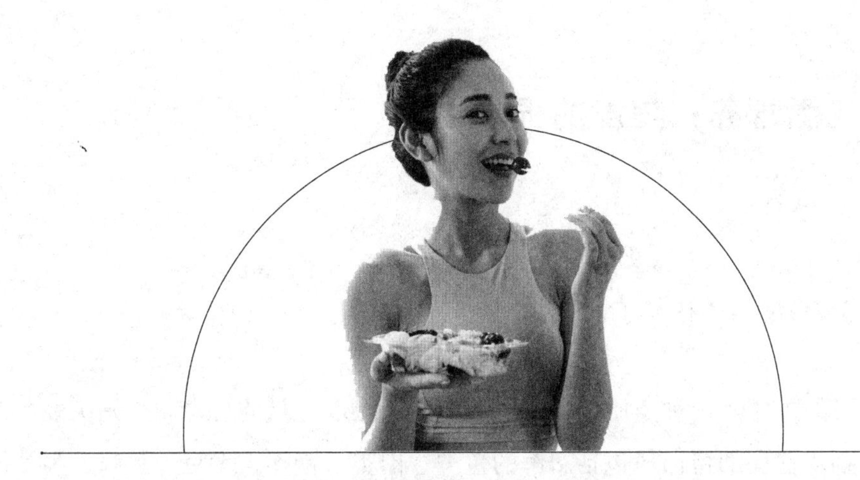

第四章　具有黑发功效的食材有哪些

市场上多数宣称能美发的产品，往往是治标不治本，用来护发尚可，想彻底解决问题发质，它们就有些力不从心了。想从根本上给头发最贴心的呵护，到底有什么好办法呢？本章介绍的几种食物就是问题解决的根本，如果你能耐心了解它们蕴含的营养，并且肯用食补这种细水长流的方式，当然，重要的还是坚持，补养头发的难题即可从本质上得到改善！动动嘴就一切OK！

一、均衡营养：美发的根本之道

1. 秀发地基——蛋白质

头发的主体是一种角质化的蛋白质，每天摄取定量的蛋白质，是头发的助长剂。优良的蛋白质包括新鲜的鱼类、肉类、蛋类、大豆、豆腐、牛奶等，这些富含蛋白质的食物，经胃肠的消化吸收，可形成各种氨基酸，进入血液后，由头发根部的毛乳头吸收并且合成角蛋白，再经角质化后，就是我们的头发。这个过程充分说明，蛋白质是秀发的基础。

2. 秀发大敌——甜品

血液是头发的营养的主要来源，当血液中的酸碱度趋于平衡状态时，头发自然会健康润泽。汽水、可乐、巧克力、饼干之类的食品，是头发的一大敌人，这些食品吃得太多，容易使血液呈现酸性反应，阻碍发质的健康，并易生头屑。平日应多摄取一些新鲜的水果，来平衡血液的酸碱度，血液的状况良好，健康的发质也就指日可待了。

3. 秀发诀窍——胶质食物

天生毛发浓密的人，烫发时膨松，使得整个脑袋瓜活像个狮子头；有些人则恰恰相反，头发十分稀少，看上去仿若只薄薄的一层。要想对此有所改观，选择烫发来增加头发的膨松感则是明智之举。这确是一个可行的补救办法，但远远不及从食物中获取营养的效果自然、健康。

4. 秀发骄傲——含锌食品

白发或脱发的产生都会令人尴尬，也许你用过各种办法都没什么效果，那你不妨试试含锌的食物，这类食物包括麦芽、啤酒酵母以及南瓜籽等。现代研究发现，动物在缺锌的状态下，容易大量脱毛并且促使新长的毛发颜色变淡，这就是人类出现白发的主要原因之一。不少临床实验也显示，原本患有严重秃头的人在一定时期食用含锌食物后，秃头的症状有明显好转。如果你正焦虑此事，不妨在自己的饮食中加入一些锌吧。

5. 秀发水果——营养饮料

这是一份综合各种美发营养素的饮料，可供参考：半杯不甜的纯酵母乳、半杯纯的新鲜柳橙汁、1～2匙麦芽、一匙啤酒酵母、三分之一个蛋黄、一匙胶粉（洋菜粉）、适量蜂蜜。做法非常简单，将所有的配料放入榨汁机中，并加入少许的冷开水，打匀即可。早晚各来一杯，营养、美发双效合一。

6. 秀发宝贝——维生素B

B族维生素中的维生素B_6、B_{12}、叶酸和泛酸在维持头发的健康方面都起着重要的作用。例如，皮脂溢，一种由皮脂腺过度分泌油脂所引起的慢性炎症，就与维生素B_6有关。除了叶酸和维生素B_{12}之外，B族维生素在保证红细胞的供氧各对头发的营养支持方面起着重要的作用。而叶酸和维生素B_{12}在新的头发细胞的生成方面也有重要的作用。泛酸在头发的生长与色泽方面有重要作用。有限的证据表明，这种B族维生素的缺乏，会导致头发变灰。

7. 头发需要的其他营养元素

（1）脂肪。亚麻酸，作为一种必需脂肪酸常见于植物油中，如红花油。虽然人体对亚麻酸的需求量很少，但是如果饮食中缺乏的话会导致毛囊分泌油脂减少，引起头发干枯，失去光泽。尽管在头发上涂很多油，也不能补偿食物中的缺乏。

（2）维生素A及β-胡萝卜素。维生素A是一种脂溶性维生素，它在保证皮肤和头皮正常分泌油脂方面起着重要的作用。如果缺乏维生素A及β-胡萝卜素，会导致头皮发红，疼痛，还会引起头发的干枯和无光泽。头发脱落和头皮屑是维生素A缺乏的常见症状。但维生素A缺乏只是引起头皮屑的潜在原因之一。

（3）维生素C。皮脂腺分泌油脂能力的正常进行有赖于维生素C的足量摄入。否则会导致头发易折和分叉。

（4）微量元素。微量元素中的铜、铁、硒和锌在维持头发的健康方面同样有着重要的作用。铜的缺乏会导致头发颜色的改变或变淡。而铁在保证运送到头发的血液的含氧量上起重要作用。脱发及掉发则表明硒或锌的缺乏。

（5）水。这是最容易被人们忽略的营养素。而水在保持皮肤湿润，刺激皮脂腺的分泌方面都起着重要作用。

食物与头发的生长关系密切，均衡地摄取营养，发质自然健康又漂亮！

美丽原理：很少有人知道，均衡的营养才是美发的根本之道。头发的外观虽然是没有生命的角质化蛋白质，但它之所以会不断地生长，是因为头发上的毛乳头吸收血液中的营养，供给发根之故。人体饮食一旦出了问题（如偏食、营养不良、节食等），头发将难以呈现健康的色泽。想要拥有一头乌黑、亮丽、有弹性的头发，日常均衡的饮食相当重要！

二、美丽秀发“吃”出来

1. 用“吃”去屑

头皮屑有干性与油性之分。干性头发，是皮脂分泌不足的结果，宜吃含有维生素A、维生素B之类及脂肪性食物，如动物肝脏、麦芽、海藻类、猪肉、水果等；油性头皮，主要是由于缺乏维生素B群（特别是维生素B_1、维生素B_2、维生素B_3、维生素B_6）而引起的居多，宜多吃豆类、芋类、绿色蔬菜、面食等。

2. 用“吃”变亮

（1）黑芝麻：可食芝麻糊，或一次洗净0. 5公斤黑芝麻，烘干后用瓶子装起来，每天吃一汤勺。黑芝麻具有清大肠、解毒和补肾的作用。坚持20天后，会发、肤皆美。头发油亮乌黑，皮肤白净嫩滑。

（2）栗子：栗子煲汤，可与瘦肉、猪骨或河鱼同煲，味道都非常鲜美，有极佳的养发补发效果。

（3）多吃雪梨、苹果和蜂蜜，而多饮淡茶和开水是最重要的，切记不要感到口渴才喝水，要保持早午晚都喝水的习惯。

（4）含维生素B及维生素C的新鲜蔬菜和水果，如胡萝卜、猕猴桃，对头发恢复健康亮泽有事半功倍的效果。除了肉皮、肉冻、猪蹄汤、鱼汤对头发的强韧浓密有好处之外，深色蔬菜也能让头发更加浓密，比如菠菜等。

3. 给秀发来一顿鲜果大餐

（1）猕猴桃

猕猴桃可谓水果的营养之王，富含胡萝卜素、维生素C、精氨酸，除了卓越的抵抗衰老的本领，即抗辐射、氧化和自由基，还含有大量的ALA酸，能帮助秀发维持水分，防止头发干燥，可全面改善头发状态。

（2）金橘

金橘中富含大量的维生素C，具有刺激头皮新陈代谢的作用，并能使染发后的发色保持鲜亮，同时其清新香味则能够让人精神放松，起到提神醒脑的作用。

（3）杨桃

杨桃被称作V活力精灵，这一水嫩多汁的水果，是所有水果中含糖量最高的一种，内含蔗糖、果糖、葡萄糖，同时含有苹果酸、柠檬酸、草酸及维生素B、C，微量脂肪、蛋白质等多种营养成分，可以帮助体内消化、滋养和保健，对头发具有保湿及增强弹性的作用，让头发回复天然美态。

（4）柑橘

柑橘也叫做蜜柑，其中含有大量的维生素C，而从柑橘皮中萃取的柑橘精油可增强人体免疫力，镇定神经，消除焦虑和心理压力，并具有较强的抗老化功效。柑橘精油运用到护发中，则可以起到清凉提神、去除头屑的作用。

（5）蜜桃

蜜桃所含的营养成分有蛋白质、脂肪、糖、钙、磷、铁和维生素B及C等，具有深层滋润和紧实肌肤的作用，使肌肤润泽有弹性而且能增进皮肤抵抗力，同时蜜桃还能给予头发高度保湿和滋润，增强头发的柔软度。

（6）苹果

苹果中含有对肌肤和头发所需的大量营养，其中苹果酸可以防止皮肤和头发的干燥，维生素C对肌肤具有美白作用，果胶则能够保持肌肤与秀发的水分，另外苹果中的营养成分还能够抑制头皮屑的生长，具有镇定头皮和止痒的功能。

美丽原理：要保持头发艳美，可根据自己的发质来选择含不同营养成分的食物来加以调补。健发的食物以含维生素A的铁质的食物为主，还有维生素B_1、维生素B_6、维生素E、维生素F，以及碘、铜等矿物质都是必需的，含有这类成分的食物有奶制品，黄绿色的蔬菜（特别是红萝卜、菠菜）、肝脏、蛋黄、海带等。

三、几种美发食品简介

1. 雨花汤团

原料：黑芝麻、汤圆粉、可可粉

调料：糖

做法：（1）黑芝麻炒熟，磨成粉，加适量水和白糖制成汤圆馅，待用。

（2）汤圆粉加水和少许可可粉和好，包入黑芝麻馅，做成汤圆。

（3）将汤圆下锅煮熟，即成。

美丽原理：黑芝麻富含油酸、棕榈酸、维生素E、叶酸、蛋白质、钙等多种营养物质，特别是油脂的含量较高，能有效地润泽肌肤、滋养头发，同时对改善头发干燥、易断等不良状况有显著作用。

2. 琥珀核桃仁

原料：核桃仁、芝麻

调料：白糖、色拉油

做法：（1）把核桃仁下入七成热的油锅炸成金黄色，捞起待用。

（2）炒锅内放适量白糖和水，小火熬开，倒入核桃仁，搅拌数下。把火关闭后，继续翻炒核桃仁直至冷却，撒上芝麻，即可。

美丽原理：脂肪含量很高的核桃仁同时还含有维生素C、胡萝卜素、蛋白质、油脂、糖类等多种营养元素，经常食用可以使头发乌黑亮泽。古书中对此也有记载，称核桃仁能“通经脉、黑须发”，可见核桃仁的美发功能名不虚传。

3. 奶汁猴头菇

原料：猴头菇、纯牛奶调料，盐、太太乐鸡精、高汤、淀粉

做法：（1）猴头菇洗净，切成大片，下入沸水中煮熟，待用。

（2）锅内放适量纯牛奶和高汤，用盐和太太乐鸡精调味后，放入猴头菇，煮开后勾薄芡，即成。

美丽原理：猴头菇是一种高蛋白、低脂肪，富含矿物质和维生素的优良保健食品，营养价值很高。它还含有人体所必需的多种氨基酸，经常食用对身体健康大有益处。猴头菇也是出色的美发食品，对头发的生长有很好的促进作用。

4. 荠菜包

原料：荠菜、面粉

调料：盐、太太乐鸡精、酵母

做法：（1）荠菜洗净，用沸水焯一下，捞起后切成末，加盐、太太乐鸡精拌成馅。

（2）用酵母将面粉发好，取大小适中的面团擀成皮，包上荠菜馅，做成菜包，上笼蒸熟，即可。

美丽原理：荠菜是种口味清香鲜美的蔬菜，营养也非常丰富。它含有蛋白质、粗纤维、胡萝卜素、钙、磷、铁，以及多种维生素，而这些营养素都是人体必需的重要物质。荠菜还有清热解毒、凉血止血的作用，对防止头发早白十分有益。

5. 新西兰生鱼

原料：鲤鱼、葱、姜、蒜、白萝卜、柠檬、香菜、西芹、芝麻、花生、红椒、糖蒜

调料：盐、太太乐鸡精、香油、太太乐鲜味汁

做法：（1）将鲜鲤鱼片成薄片，整齐地码入盘中。

（2）剔下的鲤鱼皮用沸水焯一下，捞起后切成片，加入西芹丝、红椒

丝、香菜末、芝麻拌匀，用盐、太太乐鸡精调味后，装盘，作为生鱼的配菜。

（3）把葱、姜、蒜、白萝卜、柠檬、红椒、糖蒜切成细丝拌入生鱼中，再用花生碎、香油和太太乐鲜味汁调味，即成。

美丽原理：鲤鱼的肉质十分新鲜细嫩，不仅吃着可口，而且容易被消化和吸收，是难得的美味又营养的优质食材。食用鲤鱼有开胃健脾、利水消肿、安胎通乳等功效。鲤鱼还具有相当的滋补功能，对保持头发黑亮有一定作用。

6. 鲍汁海参

原料：海参、西蓝花、香菇

调料：盐、太太乐鸡精、鲍鱼汁、高汤

做法：（1）海参发开，和西蓝花、香菇一起用沸水焯一下。

（2）砂锅内放入适量鲍鱼汁和高汤，用盐、太太乐鸡精调味，熬成浓汁，下入全部原料，小火煨30分钟左右，即成。

美丽原理：海参因为富含多种营养成分，自古就是美味佳肴和养颜佳品。它还含有珍贵的抗衰老物质，有养血润肤、滋阴补肾等良好功效。海参中碘的含量很高，可以使头发更乌黑、更润泽。

7. 海带炖豆腐

原料：豆腐200克，海带100克。

调料：精盐、姜末、葱花、花生油各适量。

做法：（1）将海带用温水泡发，洗净后切成菱形片；将豆腐切成大块，放入锅中加水煮沸，捞出晾凉，切成小丁。

（2）锅中放入花生油烧热，放入葱花、姜末煸香，再放入豆腐、海带，注入适量清水烧沸，再改为小火炖烧，加入盐，炖至海带、豆腐入味，出锅装盘即成。

美丽原理：此菜以补中益气、和中润燥、清热解毒的豆腐配海带烹制而成。海带含有丰富的碘、甘露醇等多种营养成分。碘对预防甲状腺肿大和维持甲状腺正常功能大有益处，甘露醇对治疗急性肾功能衰退、脑水肿等有疗效。海带性味咸寒，有软坚散结、消热利水、降脂降压作用。因海带含碘丰富，故又是乌发秀发的好食品。女性对自已的头发秀美比较重视，因此要在日常多吃些海带等含碘食品。

四、中药的美发功效

中药美容的历史源远流长，是祖国传统医药学中的一颗明珠。历代本草文献中有关美容美发中药的品种很多，其中很多已被现代医学所证实，确有很好功效。

1. 何首乌

含有卵磷脂等营养成分，具有养血祛风之功，有调节神经、内分泌功能和营养发根的作用，促使头发黑色素的生成，使头发更黑。同时，何首乌还含有大黄酚和大量淀粉。淀粉水解后，生成的葡萄糖具有很好的润发作用，是配制头发调理剂的最佳中药原料。

2. 黄芪

含有多种氨基酸、甜菜碱、叶酸、生物碱及人体必需的微量元素，具有扩张血管、改善皮肤的营养、防止黄发和白发的功效。

3. 当归

有行血、补血、止痛、润肤之功效。能扩张头皮及皮肤的毛细血管、促进血液循环。维生素E缺乏，如用当归提取物制成的当归洗发剂能防止脱发，滋润皮肤毛发，并使头发乌黑发亮，还能防止黄发和白发。

4. 枸杞子

含有美容必需的维生素A1、B2、C和微量元素钙、磷、铁等，尤以维生素A和C含量高，在化妆品中添加枸杞子的提取物，可防止脱发，使头发乌黑发亮，同时对人体必需的维生素及微量元素缺乏而引起的黄发、白发、面色无华、皮肤干燥等均有显著疗效。由于它还能促进头发黑色素的生成，对斑秃有很好的疗效。

5. 黑芝麻

含有甘油酯、卵磷脂、钙、磷、铁等。其中铁含量在各种药物中名列前茅，具有补血生津、润泽皮肤、养发之功效，为滋肝肾、养五脏的理想强壮剂，适用于头发早白、贫血萎黄等症。具有治脱发、促进毛发生长的作用，是美容美发配方中常用药物之一。

6. 川芎

具有祛风、活血、润肤、止痒之功效，有利于面部营养改善。现代药理证明，川芎能扩大头部毛细血管，促进血液循环，增加头发营养，并使头发有良好的柔韧性和不易变脆的功能，且能延缓白发生长，保持头发润滑光泽。

7. 丹参

丹参的主要功效是活血祛瘀。由于含有丰富的维生素及微量元素锌、铜、铁等，能促进毛发黑色素的生成，亦能改善因微量元素缺乏而造成的白发、黄发、头发干燥等症。同时丹参本身为红色，熬制后红色紫草素溶于油中，具有化妆美容作用，可将其添加于各种化妆品，或与其他天然药物配合应用，则有止痒、去屑、防治脱发、乌发、润发、增强皮肤弹性等多种功能。

美丽原理：中药乌发、生发以补益精血为主，常用的药物有何首乌、地黄、菟丝子、旱莲草、柏子仁、地骨皮、黑芝麻、黑豆、杏仁、菊花、桑叶等。

五、预防黑发变白发

头发由黑变白，一般是毛发的色素细胞功能衰退，当衰退到完全不能产生色素颗粒时，头发就完全变白了。正常人从35岁开始，毛发色素细胞就开始衰退。那么，应如何预防头发变白呢？可常吃紫米、黑豆、赤豆、青豆、红菱、黑芝麻、核桃等主食，也要多吃乌骨鸡、牛羊肉、猪肝、甲鱼、深色肉质的鱼类、海参等肉食。此外，还要常吃胡萝卜、菠菜、紫萝卜头、紫色包心菜、香菇、黑木耳等。总之，凡是深色的食物都含有色素，对头发色泽的保养有益。

下面是白发脱发的一些食疗方法，可供参考：

1. 琥珀核桃仁

主治：须发早白易脱落，容颜易老。

配方：核桃仁250克。白糖、生油。

用法：炒锅放生油，烧至四成热时，放入核桃仁炸至漂起时捞出。锅内留少量底油，烧至五成热时放入白糖搅炒，待糖溶化起小泡时倒入核桃仁，颠翻拌匀，使糖匀布核桃仁上即成而食之。

2. 木耳芝麻饮

主治：须发早白。

配方：黑木耳5克，黑芝麻10克，白糖30克。

用法：将黑木耳用温水泡发两小时，去蒂，撕瓣。黑芝麻炒香。再将黑木耳、黑芝麻放入铝锅内，加水适量，置中火煎熬一小时，滗出汁液；再加水煎熬，将两次煎液合并，放入白糖拌匀即成。

3. 琥珀莲子

主治：早衰发白，体力不支。

配方：莲子300克，桂圆肉100克。冰糖、糖桂花。

用法：放清水先将莲子烧沸，改为小火炖约30分钟捞出待用。用一颗桂圆肉包一粒莲子仁，放入砂锅内加冰糖烧沸，改小火炖至熟烂，倒入糖桂花即成。

4. 淮药芝麻糊

主治：病后体弱，须发早白。

配方：淮山药15克，黑芝麻、冰糖各120克，玫瑰糖6克，鲜牛奶200克，粳米60克。

用法：将粳米洗净，用清水浸泡一小时，捞出沥干，淮山药切成小颗粒，黑芝麻炒香，将以上三物放入盆中，加水和鲜牛奶拌匀，磨碎后滤出细茸待用，锅中加入清水、冰糖，溶化过滤，烧开后将粳米、山药、芝麻三味的浆汁慢慢倒入锅内，加入玫瑰糖，不断搅拌成糊，熟后起锅即成，可供早晚餐食。

5. 乌发润肠芝麻粥

主治：须发早白，肠燥便秘等症。

配方：黑芝麻、黑豆各10克，黑米100克。

用法：煮成粥。

6. 羊骨肉粥

主治：白发。

配方：羊骨、羊肉适量，黑芝麻、核桃仁、黑豆各5克，粳米100克。

用法：先将黑芝麻、核桃仁、黑豆研成细末，羊骨、羊肉加水煮汤，取汤1/3煮粥，兑入药末，粥将熟时，可调入调料服食。常年服用，必有益处。

7. 桑椹膏

主治：头发早白。

配方：桑椹20克。

用法：桑椹加水煎服，或熬膏用。

按注：一方加枸杞子更有效。

8. 芝麻扁豆粥

主治：白发。

配方：黑芝麻10克，扁豆50克，核桃仁5克，白糖适量，猪油50克，粳米50~100克。

用法：扁豆沸水煮半小时，捞出留豆去皮，黑芝麻炒焦研细，同核桃仁一起与粳米煮粥，待粥将熟时加入白糖适量，再煮片刻即可服用。

9. 乌发糖

主治：白发脱发，脂溢性脱发，斑脱。

配方：核桃仁250克，黑芝麻250克，红砂糖500克。

用法：红砂糖入锅加水煮成糊状，再加入炒香的黑芝麻、核桃仁，搅匀熄火，倒入瓷盘中摊平、晾凉，切成小块，随时可吃。

注：一方加桑椹子，其效更佳；一方煮成核桃粥或黑芝麻粥食用也可。

10. 海带紫菜汤

主治：白发。

配方：海带、紫菜适量。

用法：按家常菜做法进食或煮汤食用。

美丽原理：头发的生长与脱落主要依赖于肾脏精气之充衰，以及肝脏血液的濡养。不吃或少吃米谷等主食，必然会伤脾胃，而且还会伤及肝肾。五谷杂粮中富含淀粉、糖类、蛋白质、各种维生素和某些微量元素（如铜）等，以及肉食中含有丰富的肉蛋白，这些都是保持一头乌黑油亮的头发所必需的营养成分。如果主食及肉食摄取不足，常会导致头发变灰变白。

六、头发枯黄饮食疗法

1. 营养不良性黄发

此种黄发主要是高度营养不良引起的，应注意调配饮食，改善机体的营养状态。鸡蛋、瘦肉、大豆、花生、核桃、黑芝麻中除含有大量的动物蛋白和植物蛋白外，还含有构成头发主要成分的胱氨酸及半胱氨酸，是养发护发的最佳食品。

2. 酸性体质黄发

此种黄发与血液中酸性毒素增多，也与过度劳累及过食甜食、脂肪有关。应多食海带、鱼、鲜奶、豆类、蘑菇等。此外，多食用新鲜蔬菜、水果，如芹菜、油菜、菠菜、小白菜、柑橘等有利于中和体内酸性毒素，改善发黄状态。

3. 缺铜性黄发

在头发生成黑色素过程中缺乏一种重要的含有铜的“酪氨酸酶”。体内铜缺乏会影响这种酶的活性，使头发变黄。含铜元素丰富的食物有动物肝脏、西红柿、土豆、芹菜、水果等。

4. 辐射性黄发

长期受射线辐射，如从事电脑、雷达以及X光等工作而出现头发发黄，应注意补充富含维生素A的食物，如猪肝、蛋黄、奶类、胡萝卜等；多吃能抗辐射的食品，如紫菜、高蛋白食品以及多饮绿茶。

5. 功能性黄发

主要原因是精神创伤、劳累、季节性内分泌失调、药物和化学物品刺激等导致机体内黑色素原和黑色素细胞生成障碍。此种黄发要多食海鱼、黑芝麻、苜蓿菜等。苜蓿中的有效成分能复制黑色素细胞，有再生黑色素的功能；黑芝麻能生化黑色素原；海鱼中的烟酸可扩张毛细血管，增强微循环，使气血畅达，消除黑色素生成障碍，使头发祛黄健美。

6. 病原性黄发

因患有某些疾病，如缺铁性贫血和大病初愈时，都能使头发由黑变黄。此种情况应多吃黑豆、核桃仁、小茴香等。黑豆中含有黑色素生成物，有促生黑色素的作用。小茴香中的茴香醚有助于将黑色素原转变为黑色素细胞，从而使头发变黑亮泽。

美丽原理：头发枯黄的主要病因有：甲状腺功能低下、高度营养不良、重度缺铁性贫血和大病初愈等，导致机体内黑色素减少，使乌黑头发的基本物质缺乏，黑发逐渐变为黄褐色或淡黄色。另外，经常烫发、用碱水或洗衣粉洗发，也会使头发受损发黄。发丝是由细胞构成的，细胞的新陈代谢需要多种营养，所以，合理的膳食是供给毛发营养的重要因素。蛋白质、碳水化合物、脂肪、维生素、矿物质是毛发健康的营养资源。常食富含蛋白质和维生素A、B的食物，少吃糖及脂肪类食物。常清洁头发，减少大气污染对头发的损害，不用碱性过强的洗发精，洗后使用合适的护发剂。

七、脱发饮食疗法

掉头发在一定的数量（每天掉发少于100根）范围内是正常的，尤其在秋季。但超过一定的量则是一种人体亚健康的表现。头发是靠精血养的，血气不旺盛，就像土壤肥力不足使庄稼不茂盛一样，也会使头发不茂密，容易脱落。

1. 女性脱发七大原因

（1）荷尔蒙。大部分女性在接近更年期时都会脱发，如果证实脱发确因荷尔蒙所致，可选择接受荷尔蒙治疗或由医生开处方服食药物。

（2）遗传。正如男性秃头常常是因遗传引起，女性也可能会因遗传而出现脱发，采用治疗因荷尔蒙而脱发的相同方法，或可有所帮助。

（3）外在因素。分娩、化疗、施手术和极速减肥，有时都会影响头发的生长周期，导致脱发。分娩引致的脱发通常只会细心留意才察觉得到，但若接受化疗，则会导致头发全部脱掉。

（4）自身免疫失调症状。免疫系统可能袭击毛囊，导致脱发，医生通常会在病人脱发的位置，直接注射少量类固醇。

（5）甲状腺毛病。甲状腺过度活跃和不够活跃都可能导致头发变薄，甲状腺补充剂可令头发回复正常。

（6）药物因素。普通的药物例如抗抑郁药、高血压药都可导致脱发，医生会建议病人转用别种药物。

（7）头皮问题。头皮过多和干癣都可引致脱发的数量增加，使用药性洗头水和其他治疗法都有帮助。

2. 合理补充营养元素

（1）补充铁质。经常脱发的人体内常缺铁。铁质丰富的食物有黄豆、黑豆、蛋类、带鱼、虾、熟花生、菠菜、鲤鱼、香蕉、胡萝卜、马铃薯等。

（2）补充植物蛋白。头发干枯，发梢裂开，可以多吃大豆、黑芝麻、玉米等食品。

（3）多吃含碱性物质的新鲜蔬菜和水果。脱发及头发变黄的因素之一是由于血液中有酸性毒素，原因是体力和精神过度疲劳，长期过食纯糖类和脂肪类食物，使体内代谢过程中产生酸毒素。肝类、肉类、洋葱等食品中的酸性物质容易引起血中酸毒素过多，所以要少吃。

（4）补充碘质。头发的光泽与甲状腺的作用有关，补碘能增强甲状腺的分泌功能，有利于头发健美。可多吃海带、紫菜、牡蛎等食品。

（5）补充维生素E。维生素E可抵抗毛发衰老，促进细胞分裂，使毛发生长。可多吃鲜莴苣、卷心菜、黑芝麻等。

美丽原理：中医理论认为，肾为先天之本，其华在发。因此头发的生长与脱落过程反映了肾中精气的盛衰。肾气盛的人头发茂密有光泽，肾气不足的人头发易脱落、干枯、变白。头发的生长与脱落、润泽与枯槁，除了与肾中精气的盛衰有关外，还与人体气血的盛衰有着密切的关系。由于体内气血不足、肾精亏虚，常出现脱发的现象。营养学家指出：每个健康成年人每日粮食的摄入量以400克左右为宜，最少不能低于300克。

减肥期间也不能不吃主食。此外，适当摄入一些能够益肾、养血、生发的食物，如芝麻、核桃仁、桂圆肉、大枣等，对防治脱发将会大有裨益。

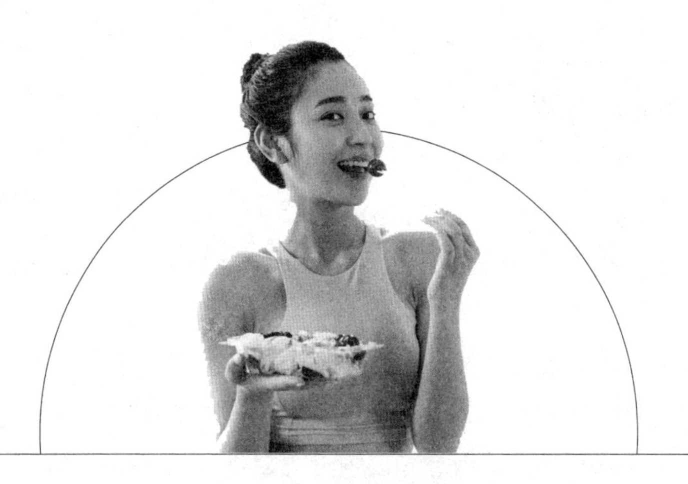

第五章　女人延缓衰老的食谱

女性在30岁以后就逐渐走入了生命的“多事之秋”：皮肤慢慢失去弹性，身材开始走样，身体的骨质含量也开始逐渐下降……真正促使人体衰老的东西是人体新陈代谢中产生的自由基。外界因素及不良生活方式也会使身体产生自由基。当身体无法维持抗自由基系统和自由基的平衡状态时，皮肤就会失去弹性、光泽及出现皱纹，使人体衰老。面对衰老，你可以通过最简便的饮食保养，延缓自己的衰老，让生命的更多时间充满活力。

一、人衰老的原因及防治方法

人衰老的年龄从25岁开始，衰老的原因主要是脑垂体分泌的成长HGH数量下降，一般25岁以后每年下降100～200不等，视每个人的情况不同。其身体有何征兆呢？最明显的是身体渐渐肥胖起来，吃得很少都会有脂肪聚集，尤其是腹部和臀部的脂肪难以控制，其次是皮肤皱纹明显增多及加深等，同时皮肤也开始松弛，失去年轻时的弹性和光泽，容易疲倦、精力不振等现象。

1. 有关衰老机制的四大学说

（1）遗传基因学说

任何生物都按照“出生、发育、成熟、衰老、死亡”五个阶段走完生命的全过程。遗传基因学说认为这一规律是生物“内在”的属性，是生物体内某个“生物钟”控制下程序化了的过程。

人体内有一个遗传基因来支配寿命的生物钟，通过一定控制渠道去支配整个脱氧核糖核酸（DNA）结构，进而支配细胞分裂、生长、代谢及生命全过程。有学者发现了细胞有限分裂现象，认为寿命的长短与细胞分裂次数多少有关，分裂次数多的，寿命长。有学者提出端粒学说，端粒是分布于染色体末端的结构，可保护染色体，防止染色体末端的基因丢失。人体生长发育中，细胞不断分裂，端粒区由于分裂不完全而有缩短的现象，染色体DNA每分裂一次，端粒区就缩短一截，当短到一个极限时，细胞的繁殖就不能再继续进行。

癌细胞的生命力比正常强，是因为它是一种异化细胞，具有人体正常细胞所没有的端粒酶，端粒酶可以保护癌细胞在分裂后遗传物质（DNA）不受损失，从而具备无穷无尽的繁殖能力，形成肿瘤。灵芝孢子粉中的灵芝酸和部分酶类等成分可以破坏肿瘤细胞的端粒酶，从而控制癌细胞的生长速度和数量。

（2）自由基学说

自由基是一种未配对电子的原子、原子基团或分子，它伴随着代谢过程而在体内不断产生，人体内自由基可以夺取一个电子而使其他物质氧化，自由基具有极强的氧化反应能力。自由基可使细胞膜损伤和细胞衰老、死亡；可与细胞中的蛋白质、核酸、DNA相互作用，造成染色体畸变，细胞突变，导致癌症；可使体内胶原蛋白的交联变性，引起骨质疏松，皮肤皱缩，机体老化。

人体内自身存在自由基清除系统，如低分子化合物（维生素A、C、β-胡萝卜素）和酶类像超氧化物歧化酶（SOD）、谷胱甘肽过氧化酶（GSH-PX）、过氧化氢酶（CTA），它们可以清除体内过剩的自由基，维持自由基的动态平衡。随着年老，清除系统功能减退，自由基增加，加速了机体的衰老性变化。

（3）免疫功能下降学说

免疫系统是人体最主要的调节系统之一，主要有胸腺、骨髓、脾脏和分布全身的淋巴结组成。胸腺分泌胸腺素，制造T淋巴细胞，负责细胞免疫、骨髓分泌B淋巴细胞，形成抗体，引起有效的免疫反应。免疫系统的功能是免疫监视、免疫自稳和免疫防御。人到中年以后免疫功能下降，易感染，易患癌症，易致自身免疫性疾病，引起机体衰老和死亡。

（4）中医肾虚学说

肾虚的本质涉及多个衰老学说。肾虚的人体内存在自由基损伤，肾虚的人身体免疫功能紊乱。肾虚的人同时还存在神经内分泌功能失调。可见，肾虚实质涉及自由基损伤学说、免疫功能下降学说和神经内分泌功能失调学说等关于衰老的机理。

美丽原理：老化是一条无法逆向行驶的单行道，但可以选择减速慢行，延长到达终点的时间。自然界中许多植物含有与雌激素化学结构相似的物质，称为植物雌激素。它们广泛存在于大豆、小麦、黑米、扁豆、葵花籽、茴香、洋葱等食物中，其中最负盛名的是大豆。所以，有早衰倾向的女性除了缓解压力、注意量力而行外，还应保持食物多样化，不饮酒、少喝茶和咖啡，少吃富含胆固醇和饱和脂肪酸的食物，多吃大豆制品，如豆腐、豆浆等。也要少吃含铅量过多的食物，例如松花蛋，容易造成神经传导阻碍，引起记忆力衰退，还会使人面色灰暗，过早衰老。

2. 调节膳食防衰老

人到40岁左右时，体力、精力日渐衰退，许多疾病便是在这个时期发生或埋下祸根的。不过，中年机能衰退并不可怕，只要中年人懂得这个时期的生理、心理特点，懂得如何保健，讲究养生之道，便可减缓衰老，延年益寿。

（1）控制过多能量摄入

虽然衰老是人类生命过程中的必然规律，但是去除外界不良因素后，有可能使人按原有遗传程序健康地生活到百岁以上。首先要加强健康教育，使人们都能了解保健防病延缓衰老的意义，知道推迟衰老的具体措施。其次要建立合理的生活方式，养成良好的卫生习惯。健康不仅是没有疾病，而是在身体和精神乃至社会生活方面都是健全、美好的一种状态，避免不良生活方式和习惯造成的侵害。第三要保持情绪稳定、乐观愉快。

第四要适当地锻炼和活动。

除了以上所述，合理营养对于延缓衰老具有重要作用。

经过对长寿老人的营养调查与动物试验发现，适当地限制食物摄入量可以推迟衰老，延长寿命。尤其是在儿童期限制食量，可以使细胞免疫系统发育较晚，而以后的退化也较晚，到中年时期细胞免疫可以保持较高水平。捷克有人调查老年人的营养史，发现长寿老人绝大多数出自贫穷家庭，儿童时代处在“限食”状态。有人用动物进行试验，限制能量的摄入可以使大鼠的最高寿命延长。如果儿童时期营养过剩，细胞免疫发展很快，进入中年后免疫能力迅速下降，因而癌症及其他疾病发病率可能上升。

（2）合理摄入蛋白质、脂肪和糖类

蛋白质是生命的物质基础，是人体各种组织细胞的重要成分。中老年人虽然不再生长、发育，但各器官中的蛋白质要进行新陈代谢，当有疾病和意外伤害时，蛋白质消耗增高，需要及时补充。脂肪也是人体主要组成成分。脂肪是高能量物质，每克脂肪在体内氧化后放出的能量，比等量蛋白质和糖高一倍多。脂肪还可增进菜肴的色、香、味，以促进食欲。糖类包括单糖、双糖、多糖和膳食纤维。我国居民习惯，膳食组成以植物性食物为主，每天膳食中摄入的谷类多，其中含淀粉量高，故膳食能量的50%~70%左右由糖类提供，这是一个好的饮食习惯。关于膳食纤维，以前被认为不易在人体内被消化、吸收，不把它作为营养成分。但是后来研究发现，膳食纤维有很好的保健作用。膳食纤维可增加食物在口腔中咀嚼时间，刺激唾液和胃液分泌。水果中果胶可延缓果糖的吸收过程，避免过多的胰岛素分泌。膳食纤维还可增加大便重量，减少其硬度，缩短食物残渣通过大肠时间，预防便秘，以及痔疮、肛门裂等疾病。

（3）摄入充足的维生素

维生素C、维生素E和胡萝卜素与抗衰老有关。自由基有氧化作用，可促进衰老；维生素C有清除自由基的功能；维生素E有抗氧化、抗脂褐素形成的作用；胡萝卜素也是很好的抗氧化剂，有延缓衰老的作用。

维生素A、维生素B_6和叶酸也与延缓衰老有关。机体的免疫功能降低可以促进衰老；维生素A可以提高免疫功能；维生素B_6和叶酸缺乏也可使免疫功能降低。这三种维生素摄入量充足时免疫能力可增强，因而可能延缓衰老。摄入足量叶酸、维生素B_{12}和B_6还可预防血管性疾病。

（4）摄入充足的钙与微量营养素

钙对老年人很重要，每天应摄入800毫克。老年人最好要养成喝奶的习惯，奶类食品是钙的好来源，其次是豆类及其制品。微量元素如硒和锌都有抗自由基氧化的作用，可以推迟衰老。

美丽原理：食疗能够防止衰老的原因是某些食品中富含维生素E、维生素C、胡萝卜素和多酚类等抗氧化成分，可以阻止体内过度的自由基反应；富含膳食纤维，能促进肠道蠕动、减少胆固醇吸收，预防慢性疾病，也是抗衰老原因之一；富含多种不饱和脂肪酸，能够降血脂和血胆固醇，同样是抗衰老的根据之一。此外，富含钙而抗骨质疏松、富含锌而加强酶系统活力、富含硒而提高抗氧化能力，也能有效抵抗人体的衰老。

二、抗衰老秘招

1. 吃掉自由基

自由基是一种和老化有关的物质。食物中含有胡萝卜素的食物，被认为清除自由基的功能强大。这些食物以深绿色、深黄及橘红的蔬菜水果含量最多，例如甘薯、南瓜、茼蒿、芥菜、韭菜花、甘薯叶、空心菜、芒果等。此外，摄取含有维生素C及维生素E等抗氧化效果的食物，也对抗衰老有益，如水果中的柑橘类、柿子、番石榴、木瓜、猕猴桃、草莓、柠檬、香蕉、葡萄等；绿色蔬菜如花椰菜、番茄、海带、紫菜。含维生素E的食物则包括核桃、腰果、芝麻等坚果类食物。

会产生自由基的食物则包括高热量、高油脂的食物，此外，发霉、油炸（尤其是回锅油）、腌熏的食物，以及有霉味的坚果类，则是容易产生自由基的食物，应特别小心，不要吃进肚子。因为这类食物都较易产生自由基，会加速老化。此外，饮食中也应包含纤维素的食物，它能强化体内排毒功能，并能强化肠道蠕动，避免便秘之苦。食物中含高纤维的有蔬菜、糙米、玉米、燕麦、全麦面粉、绿豆、毛豆、黑豆、杏仁、芝麻、葡萄干等。

美丽原理：自由基之所以有害，是因为它的化学特性，会和体内的细胞组织产生化学反应，使细胞组织失去功能而被破坏。也会和细胞内的DNA发生反应，破坏DNA，加速老化甚至增加致癌几率，人体内有许多营养素及酵素都具有捕捉自由基的功能。因此，要防老抗老，要延缓老化，一定要吃得聪明。可多吃一些能够清除自由基的食物，尽量减少摄取一些会产生自由基的食物。

2. 拒绝暴饮暴食

食量宜经常保持七分饱，而且最好定时定量。“早餐吃得好，中午吃得饱，晚餐吃得少。”如果在晚餐或宵夜进食高脂肪食物之后，又立刻睡觉，其血液中脂肪含量会急遽升高，而早餐和午餐则无此现象。

美丽原理：暴饮暴食是一种不良的饮食习惯，它会给人的健康带来很多危害。

人进食后，食物的消化和吸收依赖于胃肠道和消化附属器官的正常结构和功能来完成。首先食物通过口腔的咬碎、咀嚼后咽入食管，再推入胃内，在胃中，食物与胃内溶液彻底混合、储存，成批定量地经幽门输送达小肠。营养物质在小肠被充分完全地吸收，最后形成的食物残渣在大肠停留1~2天，吸收掉每天约1500~2000毫升的剩余水分，经肠蠕动，将其以粪便的形式排出体外。暴饮暴食会完全打乱胃肠道对食物消化吸收的正常节律，从而影响中枢神经系统，导致胃肠道动力——感觉系统失调而致病。

3. 每天喝茶

茶中含有多种抗氧化物质与抗氧化营养素，对于消除自由基有一定的效果。因此喝茶也有助防老，具养生保健功能，每天喝三两杯茶可起到防老的作用。

美丽原理：医学研究证实，茶之防老功能来自其所含之茶多酚。茶多酚为强效之自由基清除剂，可降血脂、抗血栓、抑制多元不饱和脂肪酸的脂质过氧化，减少活性氧自由基和羟自由基的产生，可防止细胞及组织被氧化破坏；也能增加体内自由基的消除，延缓衰老。因此多饮茶可防老的理由在此。而各种茶中，以绿茶之茶多酚含量最高。此外，茶叶中富含锌、硒等微量元素，维生素C、E等，和鞣酸、茶黄烷醇等强抗氧化物质，都具有抗衰老作用。

三、抗衰老的营养选择

1. 挡住衰老的七种营养品

（1）Omega3脂肪酸

它对神经及心血管系统的健康极为重要，能提高认知能力，降低心脏病、中风和癌症的发病率。它的最重要的两种成分是EPA和DHA，主要食物来源是鱼类和核桃等，一般大型深海鱼类中这两种成分的含量都很丰富。

食用方法：除非你每周吃两三次鱼，否则，每天最好补充1克含EPA和DHA的营养品。如果你吃素，可改为一茶匙亚麻仁油再加100毫克由海藻提炼出的DHA胶囊。

（2）维生素B族

这是所有抗衰老营养素中最实用的一种，很多人借助它来改善情绪、体力、注意力、反应力和记忆力等。它是水溶性的，会随体液排出，所以人体极易缺乏。主要食物来源是动物肝脏、酵母、小麦胚芽和米糠等。

食用方法：每天至少补充1至5倍以上的RDA（每日营养素建议摄取量）。

（3）硫辛酸

它被称为“万能抗氧化剂”，广泛用于治疗和预防心脏病、糖尿病等多种疾病。一般认为它能保存和再生其他抗氧化剂，如维生素C和E等，并能平衡血糖浓度。主要食物来源为菠菜和肉类，但含量很少。

食用方法：建议每天摄入量为5至20毫克。

（4）人参

它能提升元气，对抗癌症，强化免疫系统，可治疗多种生理失调症。它的根部含有数种皂基成分，具有预防和治疗心脏病及血液循环疾病的功能。

食用方法：可服用人参萃取品，每次100至200毫克，每周数次。如用粉状制剂，摄入量应在500至2000毫克才有效。连服三四个星期后，应停服几个星期再重新循环。

（5）银杏

对于银杏萃取液的研究主要来自欧洲，并在欧洲被定为处方用药。它能改善血液循环，提高心智功能，预防肿瘤产生。

食用方法：建议每天摄入120毫克的银杏萃取补充品，可分三次服用，通常一个月后才能逐渐显效。如果和人参一起服用，建议两者交替使用，或同时服用较小剂量。

（6）维生素C

它被证明是极有效的抗氧化剂，能保护细胞不被自由基破坏，尤其是脑部和眼睛。此外，它能抑制血液中的胆固醇被氧化，所以还能有效预防心脏病。主要食物来源为柑橘、猕猴桃等水果蔬菜。

食用方法：建议每天摄入量为200至500毫克，如果还同时补充其他抗氧化剂如硫辛酸或维生素E，就应适量减少每种营养素的剂量。

（7）维生素E

它是一种脂溶性维生素，也被证明是极有效的抗氧化剂。它能保护细胞膜中的不饱和脂肪酸不被自由基侵害，因此能降低心脏病的发生率，预防动脉硬化。

食用方法：建议每天摄入量为100毫克。摄入剂量过高容易发生出血或疲惫状态。

2. 均衡营养，坚持饮食“四舍五入法”

四舍：脂肪、胆固醇、盐和酒。

五入：纤维饮食（全谷类、蔬菜和水果）；植物性蛋白质（大豆蛋白）；富有胡萝卜素、维生素C、E的食物；含钙质的食物（牛奶）；每天6杯至8杯的水。

3. 多摄取含抗氧化物的蔬果

富含维生素C、E、β-胡萝卜素、番茄红素、多酚类（如葡萄、红酒、茶类）等的食物都有抗氧化效果，可以保护胶原蛋白不受自由基攻击而损伤。而各种蔬果里的抗氧化物质多也最丰富。为此应该做到：

（1）每天尽量吃到三种不同颜色（红、橙、黄、绿、紫等）的新鲜蔬菜及两种不同的水果。吃的颜色愈多样，表示吃进愈多不同种类的抗氧化物。

（2）富含维生素C的蔬菜有西蓝花、番茄、萝卜、圆白菜、青椒等，水果有橙子、柿子、番石榴、猕猴桃、草莓、柠檬、鲜枣、山楂等。

（3）富含维生素E的食物包括核桃、腰果、芝麻等坚果类食物。

（4）每天喝1～2杯茶，茶里（尤其绿茶）都含有丰富的抗氧化物。

4. 避免高脂肪及油炸食物

高热量、高脂肪，尤其是油炸食物都容易产生自由基，加速老化。如果能减少摄食这一类食物，就等于减少了身体被自由基伤害的机会，以及皮肤出现黑斑、皱纹，罹患癌症、心脏病、中风、高血压、骨质疏松症等疾病的风险。

5. 多食含丰富纤维素的食物

纤维素能强化体内排毒功能，还能强化肠道蠕动，免受便秘之苦。食物中含高纤维的有蔬菜、糙米、玉米、燕麦、全麦面粉、绿豆、毛豆、黑豆、杏仁、芝麻、葡萄干等，都是抗老化的好“帮手”。

6. 多吃一些富含胶质的食物

如猪皮、猪脚、鸡爪、海参之类食品，有助于皮肤保持弹性。

7. 传统上重视食补，一些药食同源的

食品也是抗老化的重要帮手蜂乳、花粉、枸杞、红枣可滋润肌肤，达到美容功效；山楂、玉竹、桑椹可预防脂肪堆积及动脉硬化；核桃、首乌、黑豆则可以防治白发；金针菇、黑木耳、香菇能软化血管，防止癌症。

美丽原理：要延缓老化，科学饮食很重要。抗老的饮食原则是减少摄取会产生自由基的食物，多摄取含抗氧化物的食物。

四、女性抗衰老的食品选择

1. 可以让女人延缓衰老的食品

（1）草莓

草莓可以改善肤质，减轻腹泻，缓解肝脏疾病及尿道疾病。与此同

时，草莓还可以巩固齿龈，清新口气，滋润喉部。

（2）大豆

营养专家认为“要想长寿，多吃大豆”。其原因在于大豆是植物中雌激素含量较高的食物之一，这对于女性的健康是很重要的。

（3）酸奶

酸奶不仅有助于消化，还能有效地防止肠道感染，提高人体的免疫功能。与普通牛奶相比，酸奶脂肪含量低，钙质含量高，还富含维生素B_2，这些元素都对人体大有裨益。

（4）香菜

香菜中富含铁、钙、钾、锌、维生素A和维生素C等元素，香菜还可以利尿，有利于维持血糖含量，并能防癌。

（5）番茄

很多研究都表明，烹制过的番茄可以降低人类患前列腺癌和其他癌症的危险。这都要归功于番茄里含有的番茄红素，它是同类营养素中最强有力的抗氧化剂。除此之外，其中的类胡萝卜素在消灭氧自由基方面也很出色。因此，别看西红柿小，每人每天食用50克～100克鲜西红柿，即可满足人体对几种维生素和矿物质的需要。

（6）菠菜

菠菜里富含铁和叶酸。叶酸不但可以预防小儿神经管缺失，还可以降低高半胱氨酸（一种可以刺激血管和导致心脏病的氨基酸）在血液中的浓度。此外，菠菜中含有叶黄素和玉米黄质，它们可以阻止失明的头号“杀手”——视网膜黄斑性病变。

（7）坚果

坚果像一个小型的营养发动机，其中含有对人体有益的脂肪酸和维生素E。

坚果是植物的精华部分，一般都营养丰富，含蛋白质、油脂、矿物质、维生素较高，对人体生长发育、增强体质、预防疾病有极好的功效。

（8）燕麦

每天吃点燕麦可以起到降低胆固醇的作用，因为它含有一种海绵状可溶解的纤维素，可以让早期生成的胆固醇化于无形。

（9）花椰菜

花椰菜即菜花，含有很多植物化学因子，可以在癌细胞形成之前将它们消灭掉。它还含有胡萝卜素、纤维素和维生素C。最好的吸收方法就是稍稍炒一下，吃时多咀嚼。类似的蔬菜还有甘蓝和卷心菜。

（10）鱼类

鱼类食物可以向大脑提供优质蛋白质和钙。尤其是大多数鱼类含有的脂肪酸是不饱和脂肪酸，不会引起动脉硬化，对脑的动脉血管没有危害，相反还具有保护脑血管的作用。因此，常吃鱼类能预防脑血栓、心肌梗塞的发生。还能预防乳腺肿瘤、冠心病及神经性偏头痛。

（11）蜂蜜

含有脑细胞活动所需的能源葡萄糖和果糖，常服能提神醒脑、耳聪目明，且还具有安五脏、益气神中、强志轻身、延年益寿的作用。

（12）大蒜

大蒜里含有的植物化学因子对心脏有益。为了让它发挥最大的功效，最好把大蒜切碎或者捣碎食用，吃时不要长时间加热，否则会丧失它的有益成分。

（13）绿茶

绿茶内含有的多酚是一种健康作用百倍于维生素C的植物化学因子。研究表明，每天饮用10杯绿茶可以减低患心脏病的危险，用它做漱口水还可以抑制口腔细菌的生长。

（14）蔓越橘

蔓越橘中所含的抗氧化剂比任何水果和蔬菜都多，其中的花青素对心脏病和癌症的治疗很有帮助，还可以防止大肠杆菌附着在膀胱壁上而导致的尿道炎。

（15）燕窝

其实燕窝对女性的身体、美容功效等等都是众所周知的，在大约一百年前，德国化学家费雪已证明蛋白质的氨基酸相互结合成多肽链，如两个甘氨酸脱去一分子水后形成甘氨酸。生长的键称为胜肽键。如果继续进行反应，可生成含有许多氨基酸残基的多肽。在动植物及细菌中有许多低分子多肽，它们具有非常重要的生理作用。多肽类激素就是其中很重要的一类。有学者研究发现，燕窝中就含有一种非常重要的多肽类物质——表皮生长因子。这种物质在人体的绝大多数体液中存在，在乳汁、精液等中的含量尤高。在人体内，它主要由颌下腺、十二指肠腺合成，有多种重要的生理功能，如抑制胃酸的分泌、保护十二指肠等。

它还有一项非常重要的功能，并因此被誉为“美容基因”。它能刺激多种细胞的分裂增殖，促进细胞分化，对受损皮肤进行快速修复，促进手术创口和创面的愈合；它能影响人体皮肤的细腻或老化，能启动衰老皮肤的细胞，使皮肤变得光滑而有弹性。

（16）油梨

油梨其实是水果，但一点甜味也没有，因此主要的吃法还是把它做到菜里。油梨是水果中含油脂的，不过是不饱和脂肪，可以帮助降低坏的胆固醇。油梨富含维生素E，可以保持健康的肌肤，防止肌肤的老化。对更年期的女性来说，油梨对燥热、出汗的症状也有所帮助。另外就是油梨富含钾，可以帮助减缓水肿，也可能预防高血压（钾钠平衡的道理吧）。

（17）十字花科蔬菜

菜花、西蓝花、水萝卜、西洋菜、小白菜、大白菜、油菜、芥蓝、甘蓝等都是十字花科的，它们有个共性就是煮得过久有种硫磺味。这类蔬菜对肝脏比较好，可以帮助身体排除毒素，预防癌症。每天都应当争取吃一点十字花科的食物，大概100克就好，而且烹饪的时间越短越好，因为酵素不会被破坏。

（18）姜

姜对消化和循环系统都有促进作用，而且姜对风湿类的疾病有帮助。“每天三片姜，不劳医生开处方”的说法总是有道理的。生姜中的辛辣成分被人体吸收后，能够抑制体内过氧化脂质的生成，这种抗氧化作用甚至比维生素E还厉害。另外，姜也有类似于阿司匹林中水杨酸的物质，可以降血脂、血压，防止血栓。

（19）酸梅

有的人可能会误以为吃多了酸梅，会产生过多的胃酸，导致胃痛；但实际上酸梅是属于碱性食物，它的功用可不仅只限于让人解解馋，只能当零嘴。来点酸梅，自然活力充沛，由于酸梅有助于让体内血液酸碱值平衡，肝火有毛病的人宜多吃酸梅，不但能降低肝火，更能帮助脾胃消化，并滋养肝脏。另外，酸梅更含有丰富的有机酸和矿物质，其钙含量与铁含量都比香蕉多了好几倍，是种不可多得的零食。酸梅含有特别多的枸橼酸（即柠檬酸），能够有效抑制乳酸，并驱除使血管老化的有害物质。

美丽原理：身体内氧自由基不断增多是导致衰老的重要原因，在日常食物中，有对抗氧自由基的能力特别强的食物就可以起到延缓衰老的作用。

2. 中年女性的不老菜谱

（1）西蓝花豆酥鳕鱼

原料：鳕鱼1大片、西蓝花、姜、蒜

调料：豆豉、盐、味精、料酒、糖、胡椒粉、色拉油做法：

a. 鳕鱼用适量盐和料酒腌一下，然后上笼蒸8~10分钟，取出待用。

b. 锅内放油，下入葱末、姜末和捣碎的豆豉炒香，再用盐、味精、胡椒粉调味，待豆豉炒酥后浇到加工好的鳕鱼上。

c. 西蓝花用盐水焯熟，码在鳕鱼周围即成。

美丽原理：西蓝花富含抗氧化物维生素C及胡萝卜素，开十字花的蔬菜已被科学家们证实是最好的抗衰老和抗癌食物。

（2）太极鱼松

原料：草鱼、鸡肉、松仁、玉米粒、胡萝卜、红尖椒、青椒

调料：盐、味精、胡椒粉、料酒、淀粉、色拉油

做法：

a. 草鱼、鸡肉切成小丁，鱼丁用盐、味精、料酒码味。玉米粒、胡萝卜丁、红椒丁、青椒丁用沸水焯一下，待用。

b. 鸡丁、鱼丁分别滑油后捞起。

c. 锅内放少许油，下入鱼丁和蔬菜丁一起炒，用盐、味精、胡椒粉调味，最后用淀粉勾芡，取出后装入盘子的一边。

d. 再用炒鱼丁的方法炒鸡丁，并把炒好的鸡丁盛入盘子的另一边即可。

美丽原理：鱼肉中能摄取大量蛋白质，而青椒和红尖椒是维生素C含量最丰富的食物（100克青椒含有100毫克维生素C），而富含维生素E最丰富的食物就数坚果类（诸如松仁）。

（3）洋葱海鲜汤

原料：洋葱、鲜鱿、鲜虾仁、蟹柳、草菇、鸡蛋3个

调料：盐、味精、胡椒粉、料酒、清汤

做法：

a. 鸡蛋打散，加盐、味精、胡椒粉、清汤拌匀，上屉蒸熟，取出待用。

b. 分别将洋葱碎、草菇片、海鲜段焯熟，捞起后放在蒸好的蛋上。

c. 锅内放清汤，用盐、味精、胡椒粉、料酒调味，煮开后浇在海鲜及蛋羹上即成。

美丽原理：洋葱可清血，降低胆固醇，抗衰老，而海鲜能提供大量的蛋白质，同时富含锌。

（4）黄金豆腐

原料：豆腐、咸蛋黄、香葱

调料：盐、味精、胡椒粉、色拉油

做法：

a. 豆腐切丁，用盐水焯一下，捞起后装盘。

b. 锅内放油，下入咸蛋黄碎炒散，加适量盐、味精、胡椒粉翻炒1分钟。将炒好的蛋黄浇在加工好的豆腐上，再撒少许葱花即成。

美丽原理：除了鱼虾类，豆腐也是非常好的蛋白质来源。同时，豆类食品含有一种被称为异黄酮的化学物质，可减少强有力的雌激素活动空间。若担心自己会患乳腺癌，可经常食用豆类食品。

（5）圆白菜（甘蓝）炒腊肉

原料：圆白菜、腊肉少许、青蒜、红尖椒

调料：盐、味精、豆豉、色拉油

做法：

a. 圆白菜洗净、切块。青蒜切段，红尖椒切块。

b. 腊肉过水后切成薄片。

c. 圆白菜和腊肉分别用沸水焯一下。锅内放少许色拉油，下入腊肉炒香，加适量盐、味精、豆豉，放入圆白菜和青蒜翻炒数下，起锅装盘，摆上红尖椒做装饰即成。

美丽原理：圆白菜亦是开十字花的蔬菜，维生素C含量很丰富，同时富含纤维，促进肠胃蠕动，能让消化系统保持年轻活力，并且帮助排毒。

（6）菠菜鸭血豆腐汤

原料：好鸭血、豆腐、菠菜、枸杞子等

调料：盐、味精、胡椒粉

做法：将菠菜洗净、切段，鸭血、豆腐切片待用。在沙锅内放适量高汤，放入鸭血、豆腐炖煮。将熟时，放入菠菜和枸杞，加盐、味精、胡椒粉调味，再煮片刻即成。

美丽原理：菠菜和鸭血都是含铁量很丰富的食物，对中年女性补血很有帮助。如：菠菜能预防便秘，鸭血的蛋白质含量高，而且具有清洁血液的能力，与菠菜搭配，能增强营养和保健以及抗衰老效果；豆腐除富含钙和蛋白质外，还是一种自然的植物雌激素补充剂，能缓解更年期综合征；枸杞有延缓衰老的功能，同前面几种菜肴搭配，令该汤热量低而且口感好，堪称一道保健佳肴。

五、女人保持年轻的饮食秘密

1. 多食水果和蔬菜

蔬菜和水果在饮食中是非常重要的。它们富含大量的营养物质，包括维生素、矿物质、抗氧化剂和植物纤维等。维生素和矿物质对人体健康可谓至关重要。如果身体中含有人体所必需的营养物质，那么就等于有“保健工具”在进行自我治疗。新鲜的蔬菜和水果是最佳的选择——如果可能，最好选择绿色食品。

2. 多食含抗氧化剂食品

蔬菜和水果最重要的作用之一，就是能向人体提供抗氧化剂。

抗氧化剂能够保护人体不受自由原子基的影响。

人们都知道，氧气对人们的生存来讲是绝不可缺少的。但是，氧气同时又可以发生若干化学反应，使其他分子“氧化”。而这种氧化又会生成自由原子基。自由原子基是一个相当复杂的概念，但是简单地说，就是它们在化学上是非常不稳定的原子，会对人体造成各种各样的危害。

自由原子基与人类的很多疾病都有关，包括癌症、冠心病、早衰等。自由原子基通过破坏健康细胞，加速了人体的衰老过程，并且能够破坏细胞核中的DNA，从而引起细胞病变和癌变。

不过，人们所吃的食物中的抗氧化剂，恰恰可以避免体内生成自由原子基。而维生素A、维生素C、维生素E以及微量元素硒和锌等，都属于抗氧化剂。

其中维生素A包含在橙子等黄色水果，胡萝卜、南瓜等蔬菜，鱼等食品中。

维生素C包含在水果（尤其是柑橘类水果），绿叶蔬菜如花椰菜、西芹等，浆果类如草莓、蓝莓、覆盆子等，以及马铃薯和甜薯等食品内。

维生素E包含在坚果、种子、鳄梨、蔬菜油、鱼油等食品中。

硒包含在巴西果、金枪鱼、卷心菜等食品中。

锌包含在南瓜、葵花籽、鱼、杏仁等食品中。

3. 多食碳水化合物食品

碳水化合物能给人体提供能量，而能量吸取的多少，则完全取决于所食用的碳水化合物食品的形式。

碳水化合物包括淀粉和糖，既有单分子的也有综合的。碳水化合物越复杂，人体从中获得的能量所持续的时间就越长，人也就会越健康。

简单碳水化合物（除水果外）都属于精制食品，而且被去掉大部分营养物质的白面制品也包括在这一类碳水化合物中。综合碳水化合物和简单碳水化合物对人体来说，差异是非常显著的。前者能够防止人体疲劳，平衡人体的血糖浓度，还能降低胆固醇并帮助平衡人体荷尔蒙的分泌。

燕麦粥、玉米片、烤咸鱼、全麦面包、新鲜的有机酸奶（如香蕉或草莓）等都属于碳水化合物食品。

4. 尽量购买天然有机食品

一般来说，天然有机食品含有更多有价值的营养物质，因为它们生长的土壤基本没有被过度耕种，土壤中含有比较丰富的矿物质，而且也没有被化学制品污染过。

5. 多食植物雌激素

食物中含有的天然植物雌激素，对人体荷尔蒙的分泌有着很重要的影响。

6. 饮食中要含有油脂类食物

很久以来，人们常把油和脂肪联系起来，而且媒体的许多报道中，也常常把脂肪描述成一种非常可怕的东西，仿佛最好永远不要让它进入口中。事实上，很多女性为了自己的健康（减肥就是其中之一），也大多采用了低脂肪或者不含脂肪的饮食。其实，这种做法对健康的危害程度不但很大，甚至远远超过人们的想像。

7. 适当摄入不饱和脂肪

人体应该避免摄入饱和脂肪，但要适当摄入某些不饱和脂肪。

一般说来，不饱和脂肪可以分成两大类：

（1）单不饱和脂肪

单不饱和脂肪虽然不属于基本脂肪酸，但是它们也是有利于人体健康的。之所以被称作单不饱和脂肪，是因为从化学结构上讲，它们只有一个双链。

例如，橄榄油中就含有丰富的单不饱和脂肪。橄榄油能够有效降低LDL（“不良”胆固醇），增加HDL（“有益”胆固醇）。在地中海地区，心脏病发病率较低，其中一个关键的原因就是单不饱和脂肪在起作用。

（2）多不饱和脂肪

多不饱和脂肪又可以分为两类：

①欧米加6号油脂。这类多不饱和脂肪在坚果和种籽等食物中含量较多。它们属于基本脂肪酸，可以防止血液结块儿，保持血液的正常浓度，另外还可以减少关节的炎症和疼痛，从而防止患关节炎。

②欧米加3号油脂。这类多不饱和脂肪在鱼油和亚麻籽油中含量较多，

另外南瓜籽、核桃仁和深绿色蔬菜中也含有一些。此类油脂有助于降低血压，减少心脏疾病的患病几率，增加皮肤的弹性，增强免疫功能，加快新陈代谢，改善能量，预防风湿性关节炎和减轻湿疹症状。油性鱼包括鲭鱼、金枪鱼、沙丁鱼、青鱼、鲑鱼等。115克鲑鱼中，含有3600毫克欧米加3号脂肪酸，而同等重量的鳕鱼中仅含有300毫克。

8. 减少饱和脂肪的摄入量

脂肪虽然是人体所不可缺少的，但是饱和脂肪却不是人体健康所必需的——事实上，人体根本就不需要这类脂肪。

饱和脂肪主要来自肉类、蛋类和乳制品等食品中。另外，棕榈油和椰油中也含有一些这样的饱和脂肪。这种饱和脂肪对人体健康是十分有害的，尤其是再摄入量比较大的时候。

9. 食用油的选择和使用

因为食用油很容易变质，所以它们的选择、存放和使用是非常有讲究的。

如果食用油过度加热，或存放于阳光下甚至是重复使用，则很容易受到自由基的侵袭。自由基会诱发癌症、心血管疾病、心脏病、风湿性关节炎和早衰等。

为了防止食用油里形成自由基，以选用低温压榨非精炼的植物油或无污染的有机橄榄油为佳。如果加热并添加化学物质进行生产压榨，油的质量和营养成分就会遭到破坏。同时，食用油应该避光存放，并且加热后不要再重复使用。

不要用多不饱和脂肪油煎炸食品，因为它们在加热后会变得很不稳定。煎炸食品时，可以使用黄油或橄榄油。橄榄油属于单不饱和脂肪性质，不易生成自由基，而黄油是饱和脂肪，不会产生自由基。另外，应该适当降低烹调温度，以便最小程度地减少自由基生成的可能性。在煎炸过程中，应该尽量少放油——可以尽量采取蒸、煮、烤、烧、焙的方式方法。

10. 饮用足够的液体

人体的百分之七十是由水构成的，水可以说参与着人体各种活动的过程，包括消化、循环和排泄等等。它把营养物质运入人体细胞，同时又把代谢产生的废物运出人体细胞。

但在习惯的日常生活中，人们大多数人每天摄入的液体量（或者说是水）是远远不够的。许多患有持水症的女性往往错误的认为，她们饮入的液体越少，体内留存的水分就越少，因此常常控制自己的液体摄入量。其实情况恰恰相反，如果限制液体的摄入，人体就会想方设法去弥补和保留水分以防止水分供应不足。

为了维持身体的正常运转，每天应该至少喝六大杯水。当然，这里所说的水并不包括罐装的软饮料、咖啡和含糖饮料等不太有益健康的饮品。茶水可以算作液体摄入量的一部分，但是像咖啡或红茶这样的饮品却不能算作摄入液体。

11. 增加纤维的摄入量

除防止便秘以外，纤维还有许多其他维持人体正常运转的作用。

首先，纤维在平衡女性荷尔蒙中起着很重要的作用。谷物和蔬菜中所含有的纤维可以降低雌激素水平，防止排入胆汁中的雌激素再次流入血液中去，也就是说，“旧的”雌激素不会再次回到血液，从而防止体内雌激素过量。有研究表明，以素食（纤维含量高）为主的女性所排出的“旧”雌激素，比以肉食为主的女性多三倍，而且以肉食为主的人由于纤维的不足，往往会重新吸收更多的雌激素，从而破坏整个健康。乳腺癌、纤维瘤、子宫内膜异位等很多疾病的产生，都和体内雌激素过量有关。

纤维主要有两大类——可溶性纤维和不可溶性纤维。前者多见于蔬菜和谷物中，而后者多见于水果、燕麦和豆类中。可溶性纤维可以控制胆固醇，因为它会与人们所吃食物中的胆固醇和脂肪进行结合。纤维还有助于减轻体重，因为它能够帮助人们的消化功能，从而减轻饥饿感并排出体内的毒素。

12. 避免食用添加剂、防腐剂以及其他化学物质

人体所吸收的食物，应该保持其最天然的状态，尽量避免添加防腐剂、人工甜味剂等化学物质。为了获得最佳的健康状态，一定要避免食物和饮料中可能含有的任何化学物质，所以在购买食品时，一定要仔细阅读标签，不要购买那些含有很多化学成分的食品和饮料。

13. 减少咖啡因的摄入量

咖啡是大众普遍喜爱的饮品，咖啡中的咖啡因有良好的利尿作用。但正因为咖啡因有利尿作用，所以会消耗大量人体内存储的维生素和矿物质。而维生素和矿物质对平衡荷尔蒙是必不可少的。

茶（红茶和绿茶）、咖啡、巧克力和咖啡因软饮料中的咖啡因，可以说是一种兴奋剂，会使血糖迅速升高，然后又迅速下降，并使血糖浓度像“过山车”一样忽上忽下。因此，应该尽量避免摄入咖啡因。如果可能，

应该把它从自己的饮食中完全去掉，取而代之的最好是喝一些草药茶、矿泉水和稀释的纯果汁等。

美丽原理：饮食是健康的基础。既然如此，搞清楚饮食中是否含有保持身体平衡和健康，以及预防各种健康问题所需的营养物质就是非常重要的了。临床证实，许多女性荷尔蒙的失调问题，基本都是由于食入了过多的雌酮所引起的。由此可以确定，如果在饮食中加入一些有助于控制雌酮水平的食物，并且确保所吃的食物能够全面平衡荷尔蒙的分泌，那么影响女性荷尔蒙失调的问题就迎刃而解了。上述饮食秘密即是保持女性荷尔蒙分泌平衡的关键饮食方案，即“平衡荷尔蒙的饮食”。

六、去皱：延缓皮肤衰老

1. 常饮酸牛奶

酸奶中含有的乳酸及其他一些有机酸如柠檬酸、葡配合酸等，其稀释液还具有明显的杀菌和防腐作用，被誉为粘膜组织的“清洗剂”，它有助于软化皮肤的粘性表层，去掉死去的旧细胞，在此过程中，皱纹也随之消除了。

酸奶中所富含的维生素A、B、E和胡萝卜素等能阻止人体细胞内不饱和脂肪酸的氧化和分解，维持上皮细胞的完整，有利于防止皮肤角化和干燥，使皮肤白嫩且富有弹性与光泽，避免皱纹的产生。

2. 多吃核酸食物

核酸，是一种生命信息物质，有人称它为“葆春物质”。它不仅在蛋白质生物合成中起着重要作用，而且影响到其他各类代谢方式和代谢速度。日本专家经过检验，女性每天食用核酸约800毫克，维生素2克，四个星期后脸面皱纹会大部分消失，粗皱皮肤变得光滑细嫩，老年斑、雀斑等也会部分消失或变淡。所以，经常适量摄入核酸，既能延缓衰老，又能除皱健肤。

随着人的年龄增长，人体合成核酸的能力会逐渐降低，所以人体只能依靠从食物中摄取核酸，以补充对核酸的需要。富含核酸的食物很多，主要是鱼类、虾与虾皮、动物肝脏、酵母、黑木耳、蘑菇、花与花粉、人参、蜂蜜等。多吃上述食物，则可达到强身健体、驻颜去皱之目的。

3. 选食软骨素硫酸食物

软骨素硫酸物质，主要存在于鸡皮、鱼皮、鱼翅、鲑鱼头部以及鸡与鲨鱼等的软骨内。有人在吃鸡、鱼时不爱吃皮或其软骨，实是弃之可惜。殊不知，软骨素硫酸是构成皮肤真皮弹性纤维最重要的物质，人的饮食中如果缺乏软骨素物质，皮肤就会失去弹性，出现皱纹。

另外，多吃肉皮，也可补充合成胶原蛋白，从而使皮肤减少皱纹或消除皱纹，保持光滑润泽有弹性，并延缓皮肤的衰老。

4. 水果蔬菜外敷去皱

一些水果、蔬菜直接接触面部皮肤，受到最自然的滋润，去皱纹效果好。

（1）将橘子连皮捣烂，浸入酒精，加以适量蜜糖，放一周后取出使用，有润滑皮肤及去除皱纹的功效。

（2）香蕉捣烂后，加半汤匙橄榄油，搅烂均匀、搅细，涂在脸上有利于去皱。

（3）西瓜皮用清水洗净后擦面，然后用清水冲洗净，可以使皮肤清爽润滑。

（4）丝瓜能去皱，将丝瓜汁混合酒精及蜜糖，把汁液涂在脸上，待干后再用清水洗净。

（5）黄瓜有洁脸作用，把黄瓜切成薄片敷在清洁的面部，能使肌肤娇嫩润滑，清除皱纹。

（6）西红柿是护肤佳品，可以把它切碎压成汁，加少许蜂蜜调匀，涂抹面部，去皱纹效果好。

（7）南瓜籽中含有类似性激素样的物质，对面部皮肤有保护作用。

（8）草莓切片贴面效果好。

（9）把栗子的内果捣为细末，以蜂蜜调匀涂面，能使脸面光洁，皱纹舒展。

5. 猪蹄去皱

用老母猪蹄数只（如若找不到可用一般猪蹄），洗净后煮成膏状，晚上睡觉时涂于脸部，第二天早晨再洗干净，坚持半个月会有明显的去皱效果。

6. 枣泥去皱

红枣泥中含有丰富的蛋白质、钙、铁、磷等，对皮肤有最自然的滋润、去皱效果，可制成面膜敷面，能使脸面光洁，皱纹舒展。

7. 米饭团去皱

当家中香喷喷的米饭做好之后，挑些比较软的、温热又不会太烫的米饭揉成团，放在面部轻揉，把皮肤毛孔内的油脂、污物吸出，直到米饭团变得油腻污黑，然后用清水洗净面部，这样可使皮肤呼吸通畅，减少皱纹。

8. 鸡骨去皱

皮肤真皮组织的绝大部分是由具弹力的纤维所构成，皮肤缺少了它就失去了弹性，皱纹也就聚拢起来。鸡皮及鸡的软骨中含大量的硫酸软骨素，它是弹性纤维中最重要的成分。把吃剩的鸡骨头洗净，和鸡皮放在一起煲汤，不仅营养丰富，常喝还能消除皱纹，使肌肤细腻。

9. 咀嚼去皱

每天咀嚼口香糖5~20分钟，可使面部皱纹减少，面色红润。这是因为咀嚼能运动面部肌肉，改变面部血液循环，增强面部细胞的代谢功能。

10. 啤酒酒精含量少

啤酒中所含鞣酸、苦味酸有刺激食欲、帮助消化及清热的作用。啤酒中还含有大量的维生素B、糖类和蛋白质。适量饮用啤酒，可增强体质，减少面部皱纹。

11. 茶叶去皱

茶叶含有400多种丰富的化学成分，其中主要有茶酚类、芳香油化合物、碳水化合物、蛋白质、多种氨基酸、维生素、矿物质及果胶等，是天然的健美饮料，除增进健康外，还能保持皮肤光洁，延缓面部皱纹的出现及减少皱纹，还可防止多种皮肤病，但要注意不宜饮浓茶。

美丽原理：人的皮肤产生皱纹的主要原因是，皮肤缺少水分，表面脂肪减少，皮肤弹性下降，也是皮肤衰老的表现。消除皮肤皱纹的方法很多，而选食带“酸”的食物，除皱效果更佳。

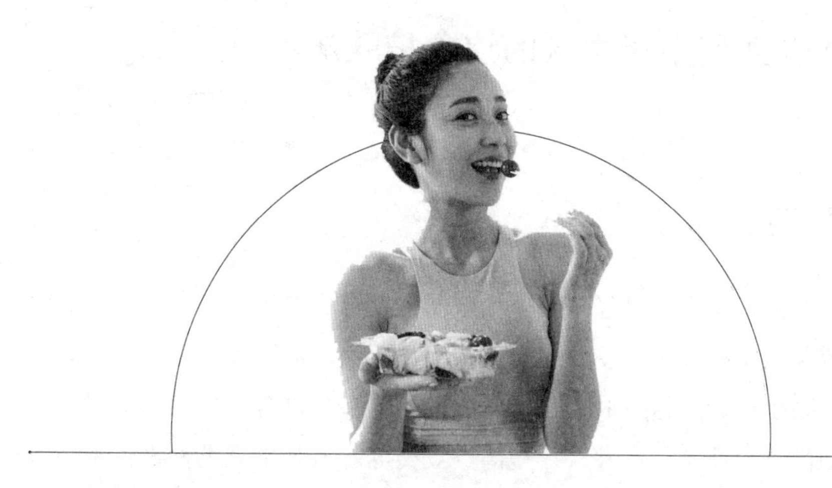

第六章　不同年龄阶段女人的美容食谱

女人是水做的，按年龄段注意营养的摄取和补充是每个女人都应该了解的内容。不同的时期要注意调整饮食，细心呵护，才能将美丽持续……

一、从少女到中年女人的饮食护肤法

1. 15至25岁

这一时期正是女性月经来潮至生殖器官发育成熟的青春发育期，随卵巢的发育和激素的产生，皮脂腺分泌物增加，面部皮肤光滑无皱纹，但油脂较多，易生粉刺。这一时期在饮食方面，应多吃富含维生素和蛋清质的食品，如白菜、韭菜、豆芽菜、瘦肉、豆类等。尤其是豆类食物，既能满足人体需要的优质蛋白质，又能供给多种维生素和无机盐。这一时期，特别注意应适当多喝清水，或饮用绿茶，以使尿液增多，有助于脂质代谢而减少面部渗出的油脂。

2. 25至30岁

这一时期为女性发育成熟的鼎盛期，且情感（情感博客，情感说吧）丰富，易于多愁善感，致使面部表情肌过度张弛，逐渐使额及眼下出现皱纹，皮下的皮脂腺分泌也减少。所以在饮食方面应多吃富含维生素C和维生素B类的食品，如荠菜、苋菜、胡萝卜、西红柿、甘薯、金针菜等新鲜蔬菜水果以及豌豆、木耳、牛奶等。不吃易于消耗体内水分的煎炸食物。此外，不要饮酒、抽烟，否则会使嘴角与眼四周过早出现皱纹。

3. 30至40岁

这一时期女性内分泌和卵巢功能较前渐趋减退，皮脂腺分泌减少，皮肤易于干燥。一般女性在眼尾开始出现鱼尾纹，下巴肌肉开始松弛，笑纹更明显，情绪容易紧张的女性，眉头还会出现较深的竖皱纹。这一时期的饮食，应多吃鱼及瘦肉等动物蛋白质，保证氨基酸的供给，以补充皮脂腺的分泌。

4. 40至50岁

这一时期女性进入更年期，卵巢功能减退，脑垂体前叶功能一时性亢进，致使植物神经功能紊乱而易于激动或忧郁；眼睑易于出现黑晕，面部阵发性潮红，皮肤干燥而少光泽。在饮食上的补救方法是，多吃新鲜蔬菜水果，以补充维生素，如白菜、油菜、雪里红、西红柿、荠菜、山楂、酸枣、柠檬等。目的是调整植物神经功能，抑制和降低血压，延缓面部皮肤的衰老。

美丽原理：拥有光洁、细腻、富有弹性的肌肤是每个女人的梦想，要想美梦成真，就需要利用正确和先进的护肤手段，最主要的一点是根据不同年龄的皮肤特征对皮肤加以细心、及时护理。

二、青年女性的美容食谱

1. 青年女性的饮食保健原则

（1）保证全面充分的营养素供给。年轻女性应多吃些富含蛋白质、脂肪、碳水化合物、维生素、矿物质的食物。没有任何一种动物性或植物性食物能完全满足人体的需要，因此应多种食物混合食用。尤应注意蛋白质的供给，如不能满足生理需要，可出现发育障碍或体弱、多病。

（2）保证食物中钙、磷、铁的供应。饮食中钙和磷供应充分，可保证骨骼正常的生长发育，否则可影响身体各部的均衡发展。此外，还应注意摄取含铁丰富的食物，以补足月经丢失和造血所需要的铁元素。富含钙、磷、铁的食物主要有：动物肝脏、奶类、蛋类和虾皮、豆腐、芝麻、菠菜、油菜、芹菜、黑木耳、樱桃等。

（3）保证食物中各种维生素的供给。应注意不偏食，从谷类、豆类、瘦肉类、蛋类、奶类、新鲜蔬菜和水果中大量摄取各种维生素和人体所需的矿物质，多吃些清淡食物。干性皮肤者，应增加胡萝卜及植物油、豆制品、动物肝脏等食品的摄入量。

美丽原理：女青年由于生长发育旺盛时期已过，食欲和食量都有所减少，活动量也比男性低，因此，在热能的供给上应比男性低300千卡（71. 1千焦），蛋白质应低5 ~ 10克。其他营养素的供给量除铁外，男女无差别。此外，还应根据女青年不同生理时期如月经、妊娠、分娩等进行营养素的补充，以保证身体所需的营养素的充足，从而为女性一生的健康健美打下良好的物质基础。

2. 青年女性美丽食谱

（1）糖醋白菜

原料：大白菜梗250克，花椒1克，精盐3克，白糖25克，醋15克，色拉油50克，淀粉10克。

制作方法：将大白菜梗切成菱形片，取白糖、精盐、醋、淀粉放碗内调匀。炒锅置旺火上，下色拉油烧热，放入花椒炸香后捞出，倒入大白菜梗片快速煸炒2分钟，加入调料，炒匀即成。

操作要领：要使菜肴脆嫩爽口，须旺火快速烹调。调料须后加，以免醋中乙酸等成分挥发而致酸味不足。

美丽原理：大白菜味甘、性平，归肠、胃经，日常食之可清肺热、养胃津、净肠胃、利小便，并可防止维生素C缺乏病和皮肤病。

（2）番茄炒鸡蛋

原料：番茄200克，鸡蛋2个，精盐4克，色拉油50克，味精1克。

制作方法：将番茄切成片，鸡蛋打入碗中搅散。炒锅置中火上，下色拉油烧热，加入鸡蛋煎至两面金黄后炒散，捞出。放入番茄、盐炒匀，倒入鸡蛋炒熟，加味精炒匀即成。

操作要领：鸡蛋须搅散、搅匀，煎鸡蛋的油温要适中。炒此菜至刚熟即可。

特别提示：本品特别适合阴血亏虚体质、病后产后体虚、用脑过度者，及小儿、孕妇食用。有外感、积滞及痰温阻滞者不宜食用。

美丽原理：鸡蛋味甘、性平，有滋阴润燥、清咽开音、养血安胎的功效。日常食之可滋阴补血、益肾健脑、润喉清音、养胎安胎、促进小儿生长发育。番茄味甘、酸，微寒，有生津止渴、健胃消食、凉血平肝、清热解毒、降低血压等功效。高血压、眼底出血等病人，每日清晨空腹吃鲜番茄1～2个，可收到降压止血之效。

三、中年女性的美容食谱

1. 中年女性的饮食保健原则

影响中年女性健康美丽的一些因素，可以通过合理的膳食得以消除。因此，中年女性应多给自己几分关爱，吃出健康，吃出美丽。

中年妇女每天摄入的总热量应比年轻妇女减少5%～10%，一般每日所需总量以1500千卡为宜。食物中的营养成分调配要全面，不可偏食，糖类食品应占总热量的55%～20%，蛋白质类食品占总量的15%～20%，脂肪类食品占总量的20%～25%。同时还应注意以下几点：

（1）增加叶酸、维生素B_6——保护心脏

女性停经后，少了雌激素的保护，死于心脏病的概率大大增加。都市里的中年女性，工作紧张，生活压力大，又缺少活动，这些都是心脏健康的大忌。这种情况下，中年女性应当注意叶酸和维生素B_6的摄入，因为，叶酸和维生素B_6可使导致冠心病的危害因素——血浆中的同型半胱胺酸的水平降低。所以保证每天摄入400毫克以上的叶酸和3毫克维生素B_6，对中年妇女保护心脏大有益处。

（2）减少脂肪和植物油——避免肥胖

肥胖不但影响美观，而且还是糖尿病、心血管病等慢性非传染性疾病的致病因素。中年女性应随时控制自己的体重，合理调配饮食，糖类以淀粉较好，面、杂粮、豆类，这些食品的维生素含量高，每日食用250克左右

即已足够。对单糖含量高的食品要限制摄入，减少脂肪和植物油的摄入，避免肥胖，保护健康。

（3）多喝牛奶，吃深色蔬菜——减少骨质疏松

骨质疏松是人进入中年之后的一种生理现象。骨质过度疏松，极易引发骨折等多种疾病。研究表明：健康女性的骨密度值在40岁左右达到最高峰，45岁以后逐渐下降，50岁以后下降的速度加快。尽管有的中年女性在停经后用补充雌激素的方法来预防骨质疏松，但效果甚微。其实最可取的方法是防患于未然，从膳食中获取充足的钙质和其他营养素，长期坚持每天喝牛奶，吃半斤以上的深色蔬菜就是最佳方案。

（4）保证铁质和蛋白质——预防贫血

贫血是中年女性的常见病、多发病。铁质和蛋白质摄入不足是致病的一个重要原因。因此，中年女性应注意平衡膳食，科学补充营养，积极预防贫血。中年女性应多吃瘦猪肉、牛肉、鸡肉、动物肝脏、豆类和绿色蔬菜等富含铁质的食物。同时还应保证高质量、高数量的蛋白的摄入，因为血红蛋白的主要组成部分是血红素和球蛋白，仅有铁而没有足够的氨基酸，仍不能合成血红蛋白。

美丽原理：中年女性在饮食合理调配上，应注意热量分配和营养调配，以保证和满足必需的活动能量为原则，限制动物性食品，减少食物中饱和脂肪和胆固醇含量，保障机体必需的维生素和矿物质，维持机体的代谢平衡。

2. 中年女性美丽食谱

（1）宫保鸡丁

原料：鸡脯肉250克，油炸花生米50克，精盐2. 5克，酱油20克，醋8

克，味精2克，白糖5克，干红辣椒10克，绍酒25克，花椒20粒，葱15克，姜片5克，蒜片5克，湿淀粉35克，色拉油80克。

制作方法：将干红辣椒去籽，切成2厘米长的节。将鸡脯肉拍松，切成2厘米见方的丁，加盐1克，酱油10克，湿淀粉30克，绍酒10克，拌匀。用精盐、白糖、酱油、醋、绍酒、味精、湿淀粉调成芡汁。炒锅置旺火上，下油烧热，加入干红辣椒煸香，下花椒、鸡丁炒散，加姜、蒜、葱，炒出香味后，烹入芡汁，加入花生米炒匀即成。

操作要领：鸡丁上浆要厚薄适度，并要搅拌一下。花椒要炒至呈棕色，过火则香而不麻，欠火则麻而不香。

美丽原理：鸡肉味甘、性温，有温中益气、添精益髓等功效。凡虚劳羸瘦、食少、泄泻、下痢、小便频数、病后产后虚弱者宜作为食疗滋补品。花生米味甘、性平，有醒脾和胃、润肺止咳的功效。血虚、脾虚、肌肤干燥、体弱者宜食之。

（2）烧冬瓜

原料：冬瓜400克，精盐6克，香菜10克，味精2克，素油30克。

制作方法：将冬瓜削去皮，切成长方块。将香菜洗净，切成小段。炒锅置中火上，下素油烧热，放入冬瓜煸炒到稍软，加盐，少水量，盖上锅盖，烧熟后加味精、香菜炒匀即成。

特别提示：本品适于热性体质、肥胖体型、热病初愈、孕妇以及暑期炎热食用。高血压、冠心病、肝炎、糖尿病、肾炎、肥胖症、脑血管病病人宜食。虚寒肾冷、久病滑泄者不宜食用。

美丽原理：冬瓜具有多种功能，日常食之可清热泻火、利水渗湿、减肥瘦人、清热解暑及消退痱子。孕妇常食，能泽胎化毒。

四、女性不同时期的中医药方

1. 女性青春期

青春期女性，由于体内的阳性（雄）激素水平偏高，或阴性（雌）激素水平偏低，导致皮脂腺增生，皮脂分泌旺盛，而诱发痤疮。为什么女性痤疮在青春期多发，其原因就在于此。因此那些患有痤疮，尤其是四肢体毛较盛的青春期女性，体质往往表现为阴虚阳亢、火热旺盛，对此治疗的重点应是潜阳为主、滋阴为辅，来调整体内阴阳（雌雄）激素的平衡。

体内雄激素水平偏高者的阳亢女性，可内服“二皮四物汤”（地骨皮、白癣皮、丹皮、生地、赤芍、当归、川芎、牛膝），清热凉血，服用时间一般可自月经干净后12～15天（月经周期中的阳性高温期）开始，每日二剂，连服6～9剂，连续服用三个月经周期。如伴有肢体多毛者（说明体内雄激素水平偏高、阳气过盛），还可增大滋阴潜阳的力度，内服“白鱼生花汤”（生地、鱼腥草、紫草、天冬、天花粉、石斛、煅牡蛎、玄参、白花蛇舌草、陈皮、知母、炒黄柏）滋阴清热泻火。

美丽原理：此时因体内性激素的大量分泌，人体生长发育明显增快，阳气十分旺盛，因而中医称此时的人体为“纯阳之体”，即便是作为阴性之体的女性，体内的阳性（雄）激素水平也可处在相对较高的水平，再加上受遗传、营养、精神压力等诸多因素的影响，青春期最容易导致阴阳之气失去平衡。此时应主要调整体内阴阳（雌雄）激素的平衡。

2. 中青年时期

度过青春期后，女性的机体开始日趋成熟，但中青年时期，随着性生活、结婚、生育等所引发的各种生理变化，以及成人后遭遇到来自社会、家庭中的诸多心理压力，使得女性的神经、内分泌系统急剧波动，进入一个“多事之秋”时期，非常容易引发体内激素水平和内分泌功能的紊乱，表现为皮肤含水量减少，胶原纤维及弹力纤维机能减弱，出现过敏、色斑、皱纹等现象。

此时可以“金水六君煎”（当归、熟地、茯苓、甘草、半夏、陈皮）+“大补阴丸”（黄柏、知母、熟地、龟板），加减来调治和补充中青年女性的阴血不足。服用时间选在月经干净后至排卵日（月经周期中的阴性低温期）效果更好。

美丽原理：中医学认为，导致中青年女性出现机体衰退最主要的原因，是体内阴血的日见虚亏（雌激素水平的不断下降）。所以女性自青春期结束后，除了需要选择一些含水量较高、呈水相结构的护肤品，从外部向皮肤补充水分外，最重要的是要针对女性中青年时期体内阴血不足的本质，健脾胃、补阴血、益津液。只有这种由内而外的全面调理，才能储存和保持机体、皮肤内的阴液（水分），延缓女性的衰老。

3. 更年期后的女性

此时伴随着机体功能的全面衰退，体内各种激素水平、营养成分急剧下降，皮肤缺水少油，出现明显的萎缩、干燥、老化，透明感消失。更年期女性的皮肤衰老属于精血不足、冲任失调、阴阳两虚所致，所以在治疗上，它既不同于青春期的滋阴潜阳，又不同于中青年时期的养阴生津，更年期则偏重于调节冲任、填益精血、阴阳双补，可以“二仙汤”（仙茅、仙灵脾、当归、巴戟天、黄柏、知母）+“大补阴丸”（黄柏、知母、熟地、龟板）营养皮肤、延缓衰老。

美丽原理：更年期的女性体内雌性激素分泌快速减少，出现皮肤粗糙、精神不好等不舒服的现象，这些更年期症状的出现与激素有很密切的关系。因此，许多抗衰老的研究证明，补充适当的激素，可以缓解更年期的不舒适。

4. 妊娠期

妊娠期是女性一生中较为特殊的生理时期，因为怀孕后胎儿的生长，使得女性体内的内分泌功能产生一系列改变，从而影响女性的容貌。如黑色素细胞因受到雌激素、孕激素的双重刺激而导致皮肤的色素沉着，因此妊娠期的女性，在乳晕、腋窝、腹部、会阴、肛门、大腿内侧等部位色素可明显加深，并在颧、鼻、额、口周围出现黄褐色或咖啡色斑点，或相互融合形成蝴蝶样斑。这类色斑一般于分娩后，随着体内激素水平的逐步恢复正常而自然消退。在妊娠初期因孕激素的作用，皮脂分泌量增加，部分女性还可出现痤疮发作或加重。

女性妊娠期所发生的这些皮肤变化，主要为孕育胎儿所致。胎儿乃父母精血所化，凝聚着天地之气，更重要的是处在一个特殊的生长时期，细胞分裂合成极快，所以中医称胎儿为纯阳之体，因此孕妇虽为阴性之体，但腹中藏着纯阳之体，就如同抱着一团“胎中之火”，形成阴体内含阳火。女性妊娠期色素沉着、痤疮发作就是胎火上升所为。特别是自怀孕第五月开始，由于胎儿增大，胎火更趋旺盛，皮肤会变得较为干燥粗糙。

美丽原理：因为女性妊娠期胎中有火，故中国传统医学有“产前宜清不宜温，产后宜温不宜清”的说法，妊娠期的护肤美容也应遵循这一基本原则，以清凉滋阴平和之药，清胎中之火、滋孕妇之阴，处方可以“左金丸”（黄连、吴茱萸）辛开苦降、泻肝清火，“三鲜汤”（鲜芦根、鲜石斛、鲜生地）合“生脉散”（人参、麦冬、五味子）酸甘化阴、生津补液，起到防晒保湿、退斑润肤的作用。

五、女性更年期的美容食谱

1. 更年期的营养需要

人在衰老过程中，不仅有代谢和生理机能的改变，而且伴有机能适应调解能力的减退和抵抗力的降低。女性更年期在营养方面同中老年期有相同之处，另外还有其特殊的要求。

（1）热量。人到中年以后，基础代谢率逐渐下降，活动量逐渐减少，因而能量供应可适当降低，一般40～49岁可减少5%，50～59岁可减少10%，60～90岁可减少20%。碳水化合物是人体最重要最经济的热量来源，不能缺少，但也不能过多，以免增加体重。一般以五谷为主。

（2）蛋白质。一般每日供给0. 7～1. 0克每公斤体重，特别是要注意补充高质量蛋白质，包括瘦肉、乳类、禽类、蛋类、豆类等。

（3）脂肪。一般每天65克左右，少吃动物性脂肪，适当食用植物油。

脂肪摄入过少时，会影响脂溶性维生素的吸收。

（4）维生素。维生素具有广泛的生理功能，任何一种维生素都不可缺乏，应多吃新鲜水果、蔬菜。

（5）矿物质。对更年期女性来说，钙的摄入量应予足够重视，以减缓老年人常见的骨质疏松。铁对于造血有重要作用，不可缺少。

2. 更年期的饮食原则

更年期女性应注重饮食搭配，饮食科学可以减轻一点更年期反应，如果饮食不当则可能加重更年期症状。人体的运转依靠6种基本营养素的维持，即蛋白质、脂肪、糖类、维生素、无机盐和水，缺少任何一种都要发生问题。

女性进入更年期以后应注意以下饮食原则：

首先，要注意按时按量用餐；其次，应注意均衡营养，不要偏食，要粗细食搭配以保证蛋白质、维生素和无机盐的摄入量，并适当摄入一些乳类、蛋类、大豆制品、新鲜蔬菜、水果及鱼类、海菜等；第三，要避免过饱，糖类和动物脂肪多了会使身体过胖，加重心脏负担并发生动脉粥样硬化。此外，养成每日饮用1～2大杯牛奶的习惯对防止更年期后的骨质疏松症很有益处。更年期女性应少吃动物脂肪含量高或过咸的食物，每天盐的食用量最好不多于10克，因为过咸的食物会引起更年期水肿、血压增高，加重身体不适。

3. 更年期应该怎么吃

更年期时，由于内分泌失调，造成植物神经紊乱，有些妇女会出现面色潮红、血管痉挛性头痛、高血压、眩晕、耳鸣和眼花等，有时还会出现失眠、焦虑、抑郁、神经过敏、易激动和阵发性啼哭等症状。出现这种情况除用药物治疗，注意休息和避免不良刺激外，要多吃一些含维生素B_1和烟酸丰富的食物，如粗面、糙米、烤麸、土豆、豌豆和其他豆类食物，维生素B_1对治疗精神抑郁和激动有一定作用，烟酸可使血管扩张，缓解血管痉挛。另外，还可以吃一些安神降压食物，如莲子、百合、山楂、西瓜和绿豆等。

有些女性在绝经后，容易出现脂肪堆积、身体发胖、血胆固醇增高、血管硬化和骨质疏松等症状。这时要少吃含碳水化合物和脂肪多的食物，多吃大豆及其制品。大豆能降低血中的胆固醇，对预防血管硬化有益。另外，还要多吃些含铁、钙和维生素多的食物，这可以增加血红蛋白量和减轻骨质疏松。特别是纤维素，能刺激肠道的蠕动，防止老年性便秘，减少对胆固醇的吸收。

美丽原理：更年期妇女月经异常变化最为突出。如月经变得很频繁，经血量增多，出血时间延长，这就可能引起贫血。遇到这种情况，可多吃一些含优质蛋白质的食物，如肝、鸡蛋、牛奶、瘦肉等，以改善月经紊乱所导致的不良症状。同时还要多吃些含铁铜丰富的绿叶蔬菜和水果，如番茄、苋菜、芹菜、菠菜及桃、杏、红枣等。

六、丰胸食谱各年龄阶段的不同选择

爱美之心人皆有之。尤其是女性，无论哪个年龄段的，都想拥有美好的身段。市场上有许多丰胸产品，但都不如食疗来得方便和安全。但是，不同年龄可是有不同食谱的，所以不妨按照自己的年龄段来进行食补，相信过不了多久，就会出现骄人身姿。

1. 青春期女性

此时丰胸的食谱如下：

（1）菊蛋

肉苁蓉、杭菊、松子仁各10克，鸭蛋2个，共煮，等鸭蛋煮熟后，敲开一头再煮，弃渣食蛋。每日吃一个。

（2）羊肝焖黄鳝

羊肝10克，黄鳝150克。将羊肝切片，黄鳝切段，加味精、料酒、酱油腌20分钟，然后用油爆羊肝及黄鳝，加入黑枣20克、花生30克、生姜片10克，用酱油调味，焖熟即食，每晚食一次。

美丽原理：此时的女性可以多吃一些富含维生素E、维生素B、蛋白质以及能促进性激素分泌的食物，从而达到乳房健美的目的。

2. 成年女性

此时丰胸的食谱如下：

（1）豆浆炖羊肉

淮山150克，羊肉500克，豆浆500克，油、盐、姜各少许，将这些材料合炖两个小时，每周吃两次即可。

（2）人参莲子汤

人参5克，莲子20克，冰糖10克，将其混在一起炖1～2个小时，隔日吃一次。

（3）海带煨鲤鱼

海带200克，猪蹄1只，花生150克，用砂锅焖好。鲤鱼500克，葱、姜、油、盐、酒各少许，用姜、葱煎鲤鱼，然后放入做好的海带、猪蹄和花生中即可。每周吃三次。

（4）荔枝粥

荔枝干15枚（去壳取肉），莲子、淮山各150克，瘦肉250克，将它们同粥一起煮，每周吃两次。

美丽原理：有些成年女性体形偏瘦，乳房中脂肪积聚也较少，故乳房不够丰满。此时应多吃一些热量高的食物，如蛋类、肉类、豆类和含植物油的食品。

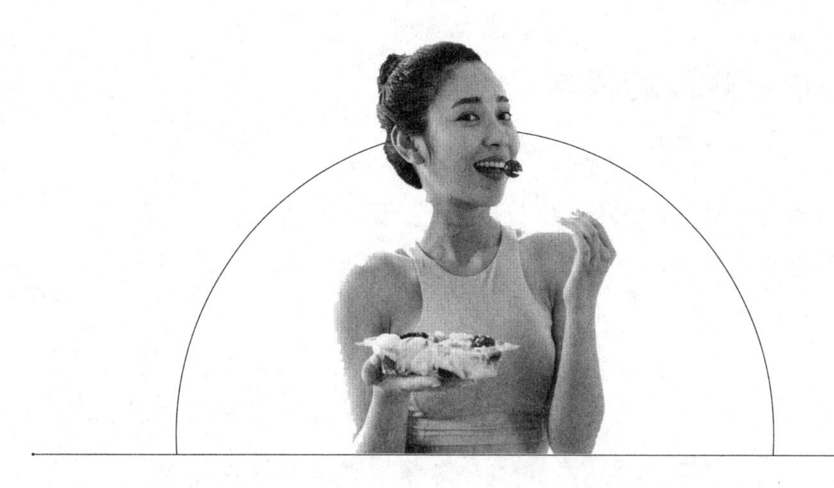

第七章　中药的美容吃法

美容不只是精神上的需要，而且对于人体的健康也有着重要的作用。欲得娇好的面容，除了日常对皮肤的保养之外，通过适当的食物以及药物来调节内分泌，也是非常有效的。随着妇女美容需要的日增，我国一些沉睡多年的美容药食不断地被发掘出来，而且被广泛地接受。

一、补血：靓丽的根本

巨大的工作压力和不讲究营养的三餐影响着女性的生活，还有，肤色永远不够美丽，暗淡无光、痘痘频繁光顾……其实，自然界中的很多食物都能带来意想不到的调理效果。

爱美的女人，应该学会靠血液由内而外的滋养，显出自己的靓丽本色。

肤色不够美丽？秀发不够光泽？这究竟是为什么？其实这并不是什么难解之谜，追根溯源——那是因为血虚、血淤或者血热妄行，总之是血液没有很好地发挥功能所导致的。

血液，是女性美容最重要的物质基础。血液既要旺盛，又要畅通有条不紊。中医认为，只有血液充足，眼睛才能视物清晰，肤色才能饱满红润。人身体的很多表象，其实正是健康的体现：口唇红润是脾胃健康，气血充足；面色红润是心功能正常，气血旺盛畅通；精血足更是毛发生长的源泉。

血虚的人肤色发黄、口唇色淡、毛发无光泽；血淤常导致肤色口唇晦暗、皮肤毛发干燥；血热则导致皮肤油腻粗糙、易生痤疮等。品种繁多的化妆品虽然可以临时应对，但追求内外兼美的健康女性，更应该选择补血活血，由内而外的美容方法。

1. 神养

心情愉快，保持乐观的情绪，不仅可以增进机体的免疫力，而且有利于身心健康，同时还能促进骨髓造血功能旺盛起来，使皮肤红润，面有光泽。

2. 睡养

充足睡眠能令你有充沛的精力和体力，养成健康的生活方式，不熬夜，不偏食，戒烟限酒，不在月经期或产褥期等特殊生理阶段同房等。

3. 饮食调养

平时应该多吃富含优质蛋白质、微量元素（铁、铜等）、叶酸和维生素$B_1$2的营养食物，如红枣、莲籽、龙眼肉、核桃、山楂、猪肝、猪血、黄鳝、海参、乌鸡、鸡蛋、菠菜、胡萝卜、黑木耳、黑芝麻、虾仁、红糖等，它们在富含营养的同时，还具有补血活血的功效。

4. 中药调养

常用的补血中药有当归、川芎、红花、熟地、桃仁、党参、黄芪、何首乌、枸杞子、山药、阿胶、丹参、玫瑰花等，用这些中药和补血的食物一起做成可口的药膳，均有很好的调节内分泌和养血效果。

5. 运动养生

运动也是调养必不可少的一个环节。平时可练习瑜伽、太极拳、保健气功等舒缓运动。另外，传统中医学认为“久视伤血”，所以长时间坐在电脑前工作的职业女性，应该特别注意眼睛的休息和保养，防止因为过度用眼而耗伤身体的气血。

6. 经络疗法

经常做头部、面部、脚部保健按摩消散瘀血，并坚持艾灸关元、气海、足三里、三阴交等穴位，对延缓衰老有一定作用。

7. 药养

贫血者应进补养血药膳。可用党参15克、红枣15枚，煎汤代茶饮；也可用首乌20克、枸杞20克、粳米60克、红枣15枚、红糖适量煮粥，有补血养血的功效。

8. 补血药膳偏方

当归枸杞茶

原料：当归3克、枸杞子9克、红枣9克。

制作：将当归、枸杞子、红枣放入锅中，倒入500毫升水，煮10分钟即可。

特点：制作简单，经常饮用能补血调经，美容养颜，增强免疫力。

美丽原理：女性因其生理有周期而有耗血多的特点，若不善于养血，就容易出现面色萎黄、唇甲苍白、头晕眼花、乏力气急等血虚症。严重贫血者还容易过早发生皱纹、白发、脱牙、步履蹒跚等早衰症状。血足，皮肤才能红润，面色才有光泽，女性若要追求面容靓丽、身材窈窕，必须重视养血。

二、“阴”美人的补阴绝招

1. 补阴去病少妇俨然妙龄女郎

一年四季，无论酷暑寒冬，李娟的空调办公室里温暖如春。她精致的妆容，得体的套裙，像一朵温室里的花朵，芙蓉如面柳如眉。酒店举办的商务活动，作为酒店方代表的李娟，在衣香鬓影的酒会上，或亭亭玉立，或风情摇曳，与客户觥筹交错，谈笑风生，她的智慧和美丽赢得了大家的赞美。

但风光的背后，也隐藏着不为人知的苦恼。自从生了孩子，她时常心烦、失眠、头晕眼花，还伴有轻微的腰酸腿痛、月经不调等症状。李娟常常对着镜子里黯淡的肤色心痛不已，一点自信都没了，若不是每天靠化妆遮掩，她工作起来也没有自信。在丈夫的提醒下，她到医院做了检查，被诊断为阴虚。

在日常生活中，阴虚用药膳调理比较有效。

（1）补虚益肝粥。适用于头晕眼花、双目干涩、腰酸腿软、皮肤暗淡无光泽等阴虚者，也适合疲劳综合征。

主要成分：菟丝子10克、枸杞子10克、女贞子15克、桑椹15克、黑木耳6克、紫米50克、优质大米50克。

（2）养阴润脏粥。适用于失眠、白发、记忆力下降、便秘等，也适合疲劳综合征。

主要成分：百合10克、麦冬10克、黑芝麻10克、生地黄15克、白木耳6

克、优质大米50克。

2. 食物补阴打造产后靓丽

周芸在一家外贸公司工作，她工作勤奋，业绩总是受到老总的夸赞。然而自从周芸生完小宝宝，却发生了变化。本来在同事眼里是个非常勤奋好学的人，现在不仅变懒了，而且工作效率也降低了。靓丽的容颜变得无光，还时常感到腰疼腿软、心慌气短、记忆力下降，十分疲惫，懒得打扮自己，做事常常感到力不从心。

在现实生活中这种情况经常出现，因为在生活水平显著提高、绝大多数人温饱无忧的今天，营养不平衡的问题却日益突出，尤其是产后女性，在孕育、哺乳、工作中，都要消耗大量的体液，很容易出现虚脱的症状，头晕眼花、身心疲惫、心累气短等。

产后女性，食物补阴有着不可替代的作用。根据自己的需要进行食补，比如补肾阴，有乌鸡、鳖甲、龟板、枸杞子。更重要的是要做到生活规律、心情舒畅、积极参加户外锻炼。下面是两种可以为产后女性补阴的食品。

（1）养血补津粥。适合于面色灰暗、虚劳燥咳、心悸、脾虚的阴虚者。

主要成分：红花10克，当归10克，丹参15克，糯米100克。

（2）滋阴补气粥。适用于气短、体虚、神经衰弱、目昏不明的阴虚者。

主要成分：猪肘600克，枸杞子18克，人参10克，生姜15克，白糖5克。

3. 做个白里透红的美女

嘉莉向来精力充沛，活泼开朗，事业、婚姻都顺心如意，不知让多少朋友羡慕。就在嘉莉春风得意之际，有件麻烦事找上门。

不知从哪天起，一向精力充沛的嘉莉常常觉得自己很累，而且脸色难看，不喜欢用粉底的她，也不得不以此来改善没有光彩的肌肤。一向准时的月经也常“失约”，不是提前就是推后，量也是时多时少。

嘉莉感到自己有如一朵娇艳的花儿日渐枯萎，幸好她意识到问题的严重性，及时去医院就诊，诊断结果是阴虚性缺血症。

此时应该多吃富含维生素A、核黄素、铁、钙等食物，如动物肝、肾、心、瘦肉、奶类、蛋类、红糖、红枣、糙米、水果和蔬菜。常呼吸新鲜空气，晒太阳，做健身运动，保持乐观的情绪，增强免疫力。下面是两种可以改善阴虚性缺血症的食品。

（1）益气养阴粥。适用于身倦、乏力、气短等，如疲劳综合征、贫血。

主要成分：黄芪20克、山药10克、黄精20克、白芍10克、优质大米100克。

（2）养血补阴粥。适用于面色苍白、舌质淡红、脉细无力、手足麻痛、心烦易怒、月经不调者。

主要成分：何首乌20克、肉苁蓉15克、北沙参15克、桑叶3克、莲子肉10克、优质大米100克。

美丽原理：补阴，可以缓解女性阴虚症。由于阴虚造成人体营养不良，严重影响人体健康，尤其是都市白领女性很容易出现手足心热、盗汗、咽干、口燥等现象，进而直接影响到肌肤状态，肌肤变得黯淡、无光泽。若能及时补阴，不仅可以预防阴虚症状的出现，还可以调节已经出现的不良症状。

三、药浴：祛病延年又美容

药浴，是利用单味中药或复方中药煎水，滤渣取液，选择适当温度，洗浴全身或患部的一种治疗方法。它属于中医外治法的范畴。药浴借助水的特性，将相关的药物溶于水中，采用温热法（即选择一定的温度）使药物透过皮肤、穴位等直接进入经络、血脉，分布全身，通过物理效应与药理效应发挥治疗作用。因此，药浴有发汗解表、活血通络、清热解毒、祛腐生肌、祛病延年、美容等功效。

药浴在中国已有几千年的历史。据记载，自周朝开始就流行香汤浴。所谓香汤，就是用中药佩兰煎的药水，其气味芬芳馥郁，有解暑祛湿、醒神爽脑的功效。药浴用药与内服药一样，亦需遵循处方原则，辨病辨症选药，即根据各自的体质、时间、地点、病情等因素，选用不同的方药，各司其属。煎药和洗浴的具体方法也有讲究，将药物粉碎后用纱布包好（或直接把药物放在锅内加水煎取亦可），制作时，加清水适量，浸泡20分钟，然后再煮30分钟，将药液倒进盆内，待温度适度时即可洗浴。在洗浴中，其方法有先熏后浴之熏洗法，也有边擦边浴之擦浴法。

这里推荐几种家庭常用药浴方。

1. 护肤美容方

绿豆、百合、冰片各10克，滑石、白附子、白芷、白檀香、松香各30

克。研末入汤温浴，可使容颜白润细腻。

2. 健发美容方

零陵香30克，玫瑰花、辛夷各15克，细辛、公丁香、山柰各10克，白芷90克，檀香20克，甘草12克。共研细末，用苏合油10克拌匀入汤浴头，可预防脱发和白发，使秀发常年乌黑亮泽。

3. 延年保健浴

用枸杞子煎汤浴身，可令人皮肤光泽，百病不生，延年益寿。

现代研究认为，面部皮肤老化的主要原因是角质细胞、真皮、皮下组织缺水，从而出现角化、脱皮、皱纹等。而中医的药浴疗法选用人参、当归、白芷、川芎、细辛等具有美容作用的中药，在洗浴过程中，既可以治疗面部损容性疾病，又可以补充皮肤的水分，利用汗腺和皮脂腺的分泌，清除已死亡的表皮细胞，改善头面部血液循环，增强皮肤弹性，防止皮肤过早松弛和产生皱纹，还能使皮肤细腻光滑。

4. 药浴瘦身方

材料：荷叶二两、泽泻一两半、防己二两、柏子仁二两。

程序：

（1）用5 000毫升的水，浸泡这些中药材20分钟。

（2）泡完后再开火，将药材与5 000毫升的水一起煮开30分钟。

（3）再把中药材的残渣整个沥掉，剩下这个热滚滚的药汤，就是要拿来泡澡的好东西了。

（4）将珍贵的药汤倒进浴缸后，还要放两件很重要的东西，那就是拍打过的姜母，以及一瓶米酒。因为这两样东西会促进血液循环，帮助你吸收这些中药材。

（5）最后，就是你在浴缸里享受泡澡瘦身的时刻，记得至少要泡30分钟！

在泡澡的过程里，如果你觉得很无聊，你可以自行按摩你想瘦的部位，因为这些按摩动作会加速让皮肤吸收这些药。

美丽原理：药物作用于全身肌表、局部、患处，并经吸收，循行经络血脉，内达脏腑，由表及里，因而产生效应。药浴洗浴，可起到疏通经络、活血化淤、驱风散寒、清热解毒、消肿止痛、调整阴阳、协调脏腑、通行气血、濡养全身等养生功效。现代药理也证实，药浴后能提高血液中某些免疫球蛋白的含量，增强肌肤的弹性和活力。另外，药浴可以促进血液循环、新陈代谢，只要药方调理得当，也可以达到局部瘦身的效果。

四、几种主要中药美容食物

1. 黄芪

黄芪性微温，味甘，有补气固表、止汗脱毒、生肌、利尿、退肿之功效。用于治疗气虚乏力，中气下陷，血虚萎黄，内热消渴，慢性肾炎，蛋白尿，糖尿病等。黄芪和人参均属补气良药，但人参偏重于大补元气，回阳救逆，常用于虚脱、休克等急症，效果较好。服用黄芪，应在医生的指导下，针对个人体质不同适量服用，黄芪的吃法很多，现介绍几种。

a. 每天用黄芪30克左右，水煎后服用，或水煎好后代茶饮用。用黄芪30克，加枸杞子15克，水煎后服用，对气血虚弱的人效果更佳。

b. 取黄芪50克左右，煎汤以后，用煎过的汤液烧饭或烧粥，就变成黄芪饭、黄芪粥，也很有益。

c. 有些人喜欢在烧肉、烧鸡、烧鸭时，放一些黄芪，增加滋补作用，效果也不错。

（1）黄芪药理作用

黄芪具有补气固表、托毒生肌、利水消肿等功效，近年来对其药理作用研究取得了较大进展，现综述如下。

a. 增强免疫功能

黄芪能增强网状内皮系统的吞噬功能，使血白细胞及多核白细胞数量显著增加，使巨噬细胞吞噬百分率及吞噬指数显著上升，对体液免疫、细胞免疫均有促进作用。黄芪能促进血清溶血素形成，提高空斑形成细胞的溶血能力，具明显的碳粒廓清作用和增加脾重的作用。以上作用在正常的生理状态下存在，在免疫功能低下时同样有明显作用。黄芪对免疫功能低下不仅有增强作用，还有双向调节作用。黄芪的有效成分在体外试验中显示对癌症患者淋巴细胞功能有完全的恢复作用。

b. 对干扰素的作用

黄芪具有增强病毒诱生干扰素的能力。易感冒者在感冒流行季节服用黄芪，不仅可使感冒次数明显减少，而且可使感冒症状较轻，病程较短。

c. 促进机体代谢

黄芪可使细胞的生理代谢增强，还能促进血清和肝脏的蛋白质更新，对蛋白质代谢有促进作用。

d. 改善心功能

黄芪对正常心脏有加强收缩的作用，对因中毒或疲劳而衰竭的心脏，强心作用更显著，表现为可使心脏收缩振幅增大，排出血量增多。黄芪能改善病毒性心肌炎患者的左心室功能，还有一定抗心律失常作用，可能是延长有效不应期所致。

e. 抗菌及抑制病毒作用

黄芪对痢疾杆菌、肺炎双球菌、溶血性链球菌A、B、C及金黄色、柠檬色、白色葡萄球菌等均有抑制作用。黄芪对口腔病毒及流感仙台BB1病毒的致病作用也有一定的抑制作用，但无直接灭活作用。

（2）黄芪美容食谱

a. 人参黄芪粥

原料：人参4克，黄芪18克，糯米70克，白糖4克，白术8克。

制作：将人参、黄芪、白术去净灰渣，加工成薄片，用清水煎成浓汁，取出药汁后，再加水煎开后取汁。早晚分别取汁煮糯米粥，加白糖趁热吃。

服法：每日2次。

功效：补正气，抗衰老，美容颜。人参大补元气，补益脾肺，生津止渴，安神增志。黄芪升阳益气，托毒生肌，并有美白皮肤作用，皮肤黄白、失润少华者可常食黄芪。

宜忌：服此粥时忌同时吃萝卜和茶叶，儿童不宜服。

b. 黄芪虾仁美容汤

原料：黄芪30克，虾仁100克，当归15克，桔梗6克，枸杞子15克，淮山30克。

制作：将当归、黄芪、桔梗洗净，放入锅中；淮山去皮，切块，也放入锅中，加清水适量，上文火煎汤，去渣，再加入虾仁同煎15分钟即成。

特点：汤鲜，略有中草药味。可食虾喝汤。

功效：调补气血。适用于气血虚弱所致乳房干瘪。

c. 黄芪糯米鲈鱼汤

原料：鲈鱼1条，黄芪、糯米各50克，生姜10克，食盐、香油、味精各少许。

制作：黄芪、生姜洗净。糯米洗净，用清水浸泡。鲈鱼活宰，去鳞，去鳃，去内脏，洗净。将糯米放入鲈鱼肚内，与黄芪、生姜一起放入炖盅内，加沸水适量，加盖，放锅内隔水文火炖2～3小时，加食盐、味精、香油调味即成。

用法：佐餐食用，每日1～2次，每次150毫升～200毫升。

功效：补气健脾，利水，安胎。适用于脾气不足而致眼睑水肿、面色萎黄、饮食减少或食后不消化、下肢水肿、胎动不安等。

d. 黄芪排骨汤

原料：猪排骨500克，黄豆50克，大枣10枚，黄芪20克，通草20克，生姜片、盐各适量。

制作：①将猪排骨洗净，剁成块；黄豆、大枣、生姜洗净；黄芪、通草洗净用纱布包好，成药包。

②锅内加水，用中火烧开，放入排骨、黄豆、大枣、生姜和药包，用文火煮2小时，拣去药包，加盐调味即成。

特点：肉香汤鲜，可喝汤、食肉及黄豆、大枣。

功效：此菜益气养血通络，适用于气血虚弱所致乳房干瘪之女性。

e. 黄芪红糖粥

原料：黄芪30克，粳米100克，红糖30克，陈皮6克。

制作：①将黄芪洗净切片，放入锅中，加清水适量，煎煮去渣取汁。

②将粳米淘洗干净，与陈皮、红糖放入锅中，再倒入黄芪汁，加清水适量，煮至米烂熟即成。

特点：粥烂，味甜。

功效：红糖味甘甜，性温润，有润心肺、和中助脾、缓肝气、补血、破淤之功效。黄芪味甘，性温，有固表止汗、托疮生肌的作用。陈皮味辛、苦，性温，有理气健胃、祛湿化痰的作用。此粥有益气养颜的功效，适用于气血虚弱所致颜面苍白无华。

美丽原理：黄芪以补虚为主，常用于体衰日久、言语低弱、脉细无力者。黄芪具有补而不腻的特点，若与人参、党参等补药配伍则效果更好。黄芪可单味使用，也可与其他药物配伍应用，无论从中医治疗，还是现代医学观察，黄芪均是一味好药。所以，民间自古就有“冬令取黄芪配成滋补强身之食品”的习惯。

2. 红色的枸杞子

枸杞是经济、实惠、用途广又好用的药材，它可以配合煮、炒、煎等烹饪方式，与各式药材配合使用，尤其最大特色是——任何人都能服用。中医很早就有“枸杞养生”的说法，认为常吃枸杞子能“坚筋骨、耐寒暑”。所以，它常常被当作滋补调养和抗衰老的良药。

很多人都知道常吃枸杞子可以美容。这是因为，枸杞子可以提高皮肤吸收氧分的能力，另外，还能起到美白作用。

但是，用枸杞泡水或煲汤时，其中的药效并不能完全发挥出来。由于受水温、浸泡时间等因素的影响，枸杞中只有部分药用成分能释放到水或汤中。直接用嘴嚼，对枸杞中营养成分的吸收会更加充分。挑枸杞时要选那些粒大、色红、肉厚、质地柔润、味甜不苦、嚼之粘牙，并可将唾液染成红黄色的，这样的枸杞质量最好。

最适合吃枸杞子的是体质虚弱、抵抗力差的人。而且，一定要长期坚持，每天吃一点，才能见效。

任何滋补品都不要过量食用，枸杞子也不例外。一般来说，健康的成年人每天吃20克左右的枸杞子比较合适；如果想起到治疗的效果，每天最好吃30克左右。现在，很多关于枸杞子毒性的动物实验证明，枸杞子是非常安全的食物，里面不含任何毒素，可以长期食用。

（1）营养分析

a. 枸杞子含有丰富的胡萝卜素、维生素A、B1、B2、C和钙、铁等眼睛保健的必需营养，故擅长明目，所以俗称“明眼子”。历代医家治疗肝血不足、肾阴亏虚引起的视物昏花和夜盲症，常常使用枸杞子，著名方剂杞菊地黄丸，就以枸杞子为主要药物。民间也常用枸杞子治疗慢性眼病，枸杞蒸蛋就是简便有效的食疗方。

b. 枸杞有提高机体免疫力的作用，可以补气强精、滋补肝肾、抗衰老、止消渴、暖身体、抗肿瘤的功效。

c. 枸杞具有降低血压、血脂和血糖的作用，能防止动脉样硬化，保护肝脏，抑制脂肪肝，促进肝细胞再生。

（2）吃法

枸杞子含有甜菜碱、胡萝卜素、多种不饱和脂肪酸、氨基酸和多种维生素等。甜菜碱可抑制脂肪在肝内沉积，防止肝硬化，对保护正常肝细胞有作用。中医称的消渴与糖尿病一致，但枸杞子含糖量较高，每100克含糖19. 3克，故对糖尿病患者的枸杞子用量应权衡利弊，仔细斟酌。枸杞子保存宜干燥、通风，忌高温，防虫蛀。用硫磺过度熏制可使枸杞子鲜亮，外观鲜红，选购时应注意不可单纯注重外表。用枸杞子配膳和药用吃法颇多，蒸煮和水煎均可，事先应将枸杞子洗净，注意剂量，一般应以少量长期服用为佳，不可顿服过量。用于保健的药用或药膳配方如下：

a. 滋补肝肾方。用于因肝肾阴虚引起的眩晕、眼花、关节屈伸不力、烦热、盗汗等症。枸杞子30克，冬虫夏草10克，百合50克，洗净加水炖开，文火慢煮约20分钟，加入猪肝或羊肝500克及调料适量，再煮约30分钟即可，分次吃肝喝汤。

b. 养肝明目方。适用因肝血不足引起的双目干涩、视物不清、头晕眼花、视力疲劳等症。枸杞子100克、女贞子100克、杭菊花50克，焙干，共研细末或装入胶囊，每日2次，每次服10克。

c. 补肾壮阳方。用于肾气虚损，肾阳不足引起的阳萎早泄，遗精尿频、腰冷酸痛、下肢无力等症。枸杞子250克、蛤蚧一对去头足，肉苁蓉200克，大枣50克，装广口瓶，低度白酒需高于中药约2公分，封存半月后用。

（3）枸杞美容食谱

a. 枸杞桑叶蚌肉汤

原料：蚌肉、鲜枸杞叶各250克，鲜桑叶75克，食盐适量。

制作：蚌肉、鲜枸杞叶、鲜桑叶分别洗净。将桑叶、蚌肉放入沸水锅内用武火煮沸，改文火炖半小时，去桑叶，放入枸杞叶，煲沸片刻，加食盐调味即可。

服法：佐餐食用，每日1～3次，饮汤吃枸杞叶，每次150毫升～200毫升。

功效：清肝热，养肝阴，明目。适用于肝阴不足、虚火上升而致头晕目眩、干涩视朦、夜盲，亦可用于肝经有热之目赤沥痛、羞明怕光等。

b. 薏米枸杞粥

原料：薏米200克、枸杞10克、糯米50克、糖15克（可以根据自己口味调整）。

制作：

①薏米和糯米洗净后，用冷水浸泡三小时以上。

②枸杞洗净泡发。

③泡好的薏米和糯米放入锅内加满水，大火烧开后，放一只小的陶瓷勺子在粥内防止糊底，小火煲一小时左右，最后十分钟放入糖和枸杞。

美丽原理：明代大医学家李时珍《本草纲目》中也介绍，用枸杞子泡酒，长期饮用可以防老驻颜。近代科学研究发现，枸杞子含有大量的胡萝卜素、维生素A、B1、B2、C、烟酸、磷、铁等滋补强壮、养颜润肤的营养物质。作为美容食疗简方，枸杞可泡酒，也可与桂圆（即龙眼）肉及冰糖、蜂蜜等一起制成杞圆膏，或与其他食物一起配制成药膳，如枸杞子淮山炖猪脑、杞子红枣煲鸡蛋、杞子炖鸡、杞子炖羊脑等。

3. 浅黄的当归

当归是一种多年生草本植物，药用其根，主产于我国四川、甘肃、陕西、云南、湖北等省。根据产地和药用部位与加工炮制的不同，有当归、西当归、归头、归身、归尾、全当归、油当归、酒当归、炒当归、当归炭等多种名称。由于它对妇女的经、带、胎、产各种疾病都有治疗效果，所以中医称当归为“女科之圣药”。

祖国医学认为，当归味甘而重，故专能补血，其气轻而辛，故又能行血，补中有动，行中有补，为血中之要药。因而，它既能补血，又能活血，既可通经，又能活络。凡妇女月经不调，痛经，血虚闭经，面色萎黄，衰弱贫血，子宫出血，产后淤血，倒经（月经来潮时，出现口鼻流血）等妇女的常见病，都可以用当归治疗。

当归入药，由来已久，早在《神农本草经》中就将它列为可补可攻的中品药，既可扶正补养，又可攻邪治病。当归的首要功效，就是补血。血虚引起的头昏、眼花、心慌、疲倦、面少血色、脉细无力，最宜使用当归。

著名的当归补血汤，就由当归和黄芪组成。如果再加入党参、红枣，补养气血的功效更强。当归又是妇科要药，因为当归不仅能补血，而且能活血，最宜用于妇女月经不调。由当归与熟地黄、白芍、川芎配伍而成的四物汤，就是妇科调经的基本方。经行腹痛，可加香附、延胡索；经闭不通，可加桃仁、红花。

当归也宜用于疼痛病症。因为当归有温通经脉、活血止痛的功效，无论虚寒腹痛，或风湿关节疼痛，或跌打损伤淤血阻滞疼痛，都可使用当归。当归也常用于痈疽疮疡。因为当归活血化淤，能起到消肿止痛、排脓生肌的功效。治疗疮疡的名方仙方活命饮，就以当归与赤芍、金银花、穿山甲等同用。

当归还宜用于血虚肠燥引起的大便秘结，因为当归有养血润肠的功效。常与肉苁蓉、生首乌、火麻仁等润肠药配伍同用。许多补养气血的药膳名方，当归也是重要成分，诸如当归生姜羊肉汤、十全大补汤、药蒸旱鸡等等。由此可见，驰名中外的当归，确实不愧为血家圣药和妇科要药。

（1）功能主治

a. 甘温质润，为补血要药。用于心肝血虚、面色萎黄、眩晕心悸等，如四物汤。若气血两虚者，如当归补血汤、人参营养汤等。

b. 既能补血、活血，又能调经，为妇科要药。用于血虚或血虚而兼有淤滞的月经不调、痛经、经闭等症。

c. 补血活血，又兼能散寒止痛，用于血虚、血滞而兼有寒凝，以及跌打损伤、风湿痹阻等疼痛症。现代用于冠心病心绞痛、血栓闭塞性脉管炎等，亦取得一定疗效。

d. 既能活血消肿止痛，又能补血生肌，故亦为外科痈疽疮疡所常用。

e. 养血润肠通便功效用于血虚肠燥便秘。

（2）用法用量

煎服，5～15克。一般生用，为加强活血，则以酒炒用。又通常补血用当归身，活血用当归尾，和血（补血活血）用全当归。

（3）当归美容食谱

a. 当归生姜羊肉汤

原料：当归12克，生姜30克，羊肉250克。

制作：将羊肉洗净切块，同当归、姜一同放入沙锅内加水适量共熬汤，烂熟后加调味品，喝汤吃肉，每周1至2次。

功效：当归活血养血，生姜温中散寒，羊肉养血益肾，具有补血益肾养颜的功效。

b. 当归咖喱饭

原料：当归15克，牛肉或猪肉50克，马铃薯、咖喱粉少许。

制作：将当归先煎一小时，然后放入牛肉或猪肉、马铃薯、咖喱粉一起煮。

功效：具有促进血液循环及新陈代谢作用，作为中老年妇女的保健药膳最为适合，女性血虚的患者更可经常食用。

c. 当归羊肉羹

原料：取羊肉500克洗净，放入锅中（勿用铁锅），另取当归、黄芪、党参各25克纱布包好，放入锅内，加水适量。

制作：文火煨炖至烂熟，可加葱、姜、食盐、味精等。吃肉、喝汤。

功效：对各种血虚及病后气血不足的病人均宜。正常人每旬吃一次，有抗老、防癌、美容的功效。

d. 当归鲤鱼汤

原料：当归15克，白芷15克，北芪15克，枸杞10克，大枣5枚，鲤鱼1条（约600克）。

制作：将当归、白芷、北芪、枸杞洗净，大枣去核，鲤鱼杀后去肠杂，加清水适量，煮至鲤鱼熟，入盐、味精调味，饮汤吃鲤鱼肉。隔天一料。

功效：调养气血、丰满乳房，用于少女乳房发育不全，或促进乳房健美。

e. 当归鸡汤

原料：乌骨鸡1只，当归、生地、丹皮、红花、穿山甲（制）各10克，姜、盐各少许。

制作：①乌鸡宰杀后，去毛及内脏，切成块；当归、生地、丹皮、红花、穿山甲用净纱布包好。

②将鸡肉块、药包同放入锅中，加入姜、盐及清水适量，炖至鸡肉烂熟即成。

功效：此汤有养血凉血祛风之功效。适用于黄褐斑、蝴蝶斑及各种斑点沉着。

f. 当归红花粥

原料：当归8克，红花1克，鸡汤8碗，白米1杯，盐2小匙，米酒1大匙，葱花1大匙，芹菜末1大匙，姜末1小匙。

制作：①红花以清水快速冲去杂质，装进棉布袋内；当归撕细，也放入袋内，扎紧。

②白米淘净，加鸡汤和做法①熬成粥，煮沸后改小火慢熬。

③熬至米粒熟烂，加调味料拌匀，即可熄火。

④撒上调味料即可食用。

美丽原理：人体内的酪氨酸酶能产生导致雀斑、黑斑、老人斑的黑色素。其活性越高，则老年斑等出现得越早，而且数量也越多。现代科学试验证明，当归的水溶液抑制酪氨酸酶活性的功能很强，因而具有抗衰、美容的作用。当归用水煎后取药汁，可与米、面一起酿成当归酒。当归与羊肉、黄芪、党参一起可炖成当归羊肉汤。当归还可与其他食物一起制成药膳。作为普通人家，可每天取当归5克左右，用开水泡，再冲少许蜂蜜代茶，非常方便。

4. 白芍

白芍为常用中药，始载于《神农本草经》。现代研究表明，芍根含芍药甙、芍药内酯甙、氧化芍药甙、苯甲酰芍药甙、芍药花甙、苯甲酸、鞣质、挥发油、β-谷甾醇、脂肪油等成分。其煎液对葡萄球菌、甲型和乙型溶血性链球菌、肺炎双球菌、痢疾杆菌、伤寒杆菌、大肠杆菌、绿脓杆菌有抑制作用；提取物可作为抗癌辅助药，能增加丝裂霉素等的抗肿瘤作用；芍药甙具扩张冠状动脉，增加冠脉血流量，对抗心肌缺血，抑制血小板凝集及降低血压等作用，对中枢神经系统有抑制作用；白芍在抗应激、抗疲劳、镇静、增进学习和记忆能力、调节内分泌活动、抗辐射、抗肝炎病毒、抗炎作用等方面，具有与人参等同的效果，而白芍在镇静，治疗乙型肝炎，改善睡眠等方面优于人参。目前，以白芍为主要配方的各种中成药丸剂、散剂、汤剂广泛应用于临床。

（1）白芍的药理作用

a．解痉作用：芍药甙具有较好的解痉作用。芍药甙对离体肠管和在位胃运动，以及子宫平滑肌均表现抑制，并能拮抗催产素引起的收缩。对平滑肌有明显的抑制作用。

b. 芍药甙可引起血压下降，减轻血小板血栓的湿重，抑制血栓形成。

c．对中枢神经系统作用：镇痛、镇静、抗惊厥作用。芍药有显著的镇痛效果。有镇静作用及抗士的宁引起的惊厥。

d．有抗炎、抗溃疡作用：对棉球肉芽肿的抑制增生的作用。

e．抗菌、解热作用：对痢疾杆菌、葡萄球菌、绿脓杆菌有抑制作用。

f．保肝作用：白芍提取物对D——半乳糖所致肝损伤和SGPT升高有明显对抗作用，可降低SGPT，使肝细胞的病变和坏死恢复正常。

（2）白芍美容食谱

a. 白芍炖乳鸽

原料：白芍10克，枸杞子10克，乳鸽300克，姜10克，清水1000克。

调味料：盐5克，鸡精3克，糖1克，胡椒粉1克。

制作：①乳鸽斩块氽水，白芍洗净，姜切片待用。

②将净锅上火，放入清水、姜片、乳鸽、白芍、枸杞子，大火烧开转小火炖40分钟，调味即成。

功效：白芍可治疗肝阳亢盛引起的头晕、眩晕，阴血不足引起的月经不调、崩漏带下，也可治疗营养不良、表虚自汗。

b. 白芍麦枣粥

原料：糯米、小麦、白芍、红枣、蜂蜜。

制作：①糯米淘洗干净，用冷水浸泡一二个小时，捞出沥干水分。

②将小麦、白芍整理干净，装入纱布袋内。

③扎紧袋口放入锅内，注入适量冷水烧沸。

④再改用小火煎煮20分钟。

⑤取出药袋，煎汁留锅内。

⑥红枣去核，洗净，一切两半。

⑦将糯米、红枣放入锅内，用旺火煮沸。

⑧然后改小火煮至糯米软烂，下蜂蜜拌匀即可。

c. 白芍炖牛肝脊肉

原料：白芍5克，熟地5克，桂圆5克，牛肝40克，姜10克，牛脊肉200克，姜片10克，牛骨汤1000克。

调味料：盐5克，鸡精3克，糖1克。

制作：①白芍、熟地用温水浸泡切片，桂圆去皮取肉，姜切片，牛肝、牛脊肉切小块汆水制净待用。

②取净锅上火，下牛骨汤、牛肝、牛脊肉、姜片、熟地、桂圆肉、白芍，大火烧开转小火炖45分钟，调味即成。

功效：白芍味苦酸寒而润，可泄肝火，可治疗肝阳亢引起的头痛、眩晕以及由腹痛及阴虚引起的月经不调。

美丽原理：白芍的主要成分含有芍药甙、牡酚、芍药花甙、挥发油、脂肪油、树脂、鞣质、糖、淀粉、黏液质、蛋白质、β-谷甾醇和三萜类等，其中有效成分为芍药甙，该成分具有增加冠状动脉流量，改善心肌营养血流，扩张血管，对抗急性心肌缺血，抑制血小板聚集，镇静，镇痛，解痉，抗炎，抗溃疡，以及增强机体免疫功能及美容等作用。

5. 川芎

川芎以干燥根状茎入药，性温、味辛，可以镇静、镇痛、催眠、降压、扩张冠状动脉、增加冠状动脉血流量、对抗心肌缺氧等。用川芎命名制成的“川芎茶调散”和“川芎茶调丸”，对头风痛、头晕眩久而不愈者有特殊效果。古人用川芎、当归二味配制成“佛手散”，对妇女胎前产后诸症，均有理想疗效。川芎配上红花、赤芍、丹参、降香等药，可以治疗冠心病、心绞痛。现在，中成药中的“十全大补丸”、“八珍益母丸”、“柏子养心丸”、“越鞠丸”、“再造散”、“人参败毒散”、“五积散”，以及被人誉为“血家百病此方通”的妇科著名方剂“四物汤”都配有川芎。

（1）川芎功效与药理

a. 扩血管作用

川芎对于缓解冠心病、心绞痛有较好疗效。从川芎中提取的川芎生物碱及酚性部分可以较明显地扩张冠脉，增加冠脉流量及心肌营养血流量，使心肌供氧量增加。另一方面，川芎生物碱能提高实验动物的耐缺氧能力，川芎也可扩张脑血管和肢体血管。

b. 抗血栓形成作用

川芎能缩短血栓长度，减轻血栓的干重和湿重。川芎的这一作用同其他具有抗血栓形成作用的中药配伍时更为明显，如川芎、红花、丹参、赤芍和降香均有抑制血栓形成的作用。实验证明，其抗血栓形成作用各有特点，降香在实验中主要表现为血栓重量减轻，红花和川芎一样，既缩短血栓长度，又减轻血栓重量，丹参和赤芍则还能延长血栓形成时间，由上述五味中药组成的治疗冠心病复方，兼有上述各种作用，且均较各单味药为强。

川芎能提高血小板中CAMP含量，对血栓烷A2（TXA2）的活性和生物合成有抑制作用，可降低血小板表面活性，抑制血小板聚集，且能使已聚集的血小板解聚。

川芎对血液凝固也有抑制作用。川芎总碱能明显延长特异性血栓形成时间。后者为血小板血栓形成之后，纤维蛋白血栓形成开始所需时间。

（2）川芎美容食谱

a. 川芎当归炖山甲

原料：穿山甲肉120克，川芎5克，当归9克，料酒、精盐各适量。

制作：①将川芎、当归洗净。

②将穿山甲肉洗净，切成小块，放入煲内，加入川芎、当归、料酒、精盐，置于火上，煲加盖，用旺火煮沸后，改小火煲三小时，即可食用。

功效：此菜由穿山甲、川芎、当归炖制而成，具有活血行气、通经下乳的作用。适于产后乳房胀硬、乳汁不下者食用。阴虚火旺、肝阳上亢的病人忌食。

b. 川芎茶

原料：川芎5克，茶叶10克。

制作：水煎，饭前热服。

功效：川芎性温，味辛。入肝、胆经。和血，行气，疏风止痛。治风热头痛。

c. 川芎罐罐鸡

原料：母鸡肉300克，当归25克，川芎15克，姜、葱、味精、酱油等适量。

制作：将鸡肉切成条块，放入瓦罐内，掺水置火上烧开，改用小火，加姜、葱、当归、川芎（上两味用纱布包），熟时拣出姜、葱、药包，酱油、味精兑成味汁，与鸡肉同食。

功效：补气益血。

d. 川芎白芷羊头汤

材料：羊头肉2000克，川芎40克，白芷40克，姜80克，盐5克

制作：①羊头斩开，取出羊脑。

②羊头洗净，斩件。

③用适量水，加姜，慢火煲两小时。

④去羊头骨，留汤。

⑤川芎、白芷洗净。

⑥羊脑放入羊骨熬成的汤水中。

⑦慢火煲一小时，放盐调味供用。

e. 川芎鸭的菜谱

原料：鸭1只，老姜40克，川芎12克，酒1大匙，盐1小匙，酱油1小匙，糖1小匙。

制作：①鸭肉洗净，剁块备用。

②锅内烧热油，爆香老姜，接着放入鸭块炒得略焦，加水1200毫升、川芎和调味料，盖上锅盖，以慢火炖一小时即可。

功效：对女性血虚头晕有效。

f. 川芎天麻炖鲈鱼

原料：天麻40克，川芎8克，鲈鱼350克，姜10克，清汤1000克，色拉油800克，盐5克，鸡精3克，糖1克，胡椒粉1克。

制作：①川芎、天麻洗净切片；鲈鱼宰杀洗净，斩成1. 5厘米厚的块，用油炸透；姜切片待用。

②将净锅上火，放入鲈鱼、天麻、川芎、姜片，用中火炖40分钟，调味即成。

功效：天麻质润多液，可养血疗虚，对风痰引起的眩晕、偏正头痛、肢体麻木、半身不遂有相当的治疗作用。川芎能行血中之气，对血淤引起的月经不调、痛经及闭经有一定的治疗作用。

g. 川芎白芷炖鱼头

原料：川芎，鱼头。

制作：一个鱼头，加入3～9克川芎以及6～9克白芷（两者都不宜过多），放在瓦煲内一起炖即可。

功效：川芎白芷都能够活血、行气、祛风，再配上味甘、性温的鱼头，更相得益彰。此道食谱可治疗男女痛风、四肢痹痛。

美丽原理：川芎具有活血行气、祛风止痛、开郁祛湿等功效。中医药理论认为川芎“辛香走窜而行气，活血祛淤以止血，上行头目而祛风，下入血海以调经。并外彻皮毛，旁通四肢，为血中之气药”。故常用于内服，主治头痛眩晕、风湿痹痛、胸肋刺痛、跌打肿痛、闭经痛经、月经不调、寒痹痉挛、痈疽疮疡以及产后淤阻腹痛等病症。川芎既为妇科要药，又系治疗头痛良方，尤以疗理风寒、风热、血虚之头痛著称。现代医学科学研究发现，川芎提取液对抑制白血病细胞有一定作用；药理学研究证实，川芎制剂有一定的抗菌作用，尤其是对伤寒杆菌、副伤寒杆菌、霍乱弧菌、绿脓杆菌及致病性皮肤真菌等均有抑制作用。川芎中所含有的川芎嗪、阿魏酸钠具有活血化淤功效，可扩张冠状动脉，增进冠脉流量，缓解心绞痛，并具有抗血栓形成作用；川芎中所含的川芎内酯有平滑肌解痉和抑制肠肌、子宫收缩等作用；川芎制剂还具有抗放射线作用。

6. 芦荟

在古代，应用芦荟治疗疾病已相当流行，关于芦荟的药用价值和治疗作用，在古书《药性论》、《海药本草》、《开宝本草》、《本草图经》、《得配本草》、《本草再新》中均有详细记载。

芦荟含有数十种营养元素，其中包括维生素B_2、维生素B_6、维生素E，8种人体肌肤所必需的氨基酸和矿物质，芦荟大黄素甙以及大量的蛋白质等等。丰富的营养成分及特殊的医疗与保健功能，使芦荟具有神奇般的魔力。

（1）芦荟的美容功效

芦荟汁液系天然萃取物，含有多种对人体有益的保湿剂和营养成分。科学研究认为，芦荟中含有聚糖的水合产物葡萄糖、甘糖露、少量的糖醛酸和钙等成分；还有少量水合蛋白酶、生物激素、荷尔蒙、蛋白质、氨基酸、维生素、矿物质及其他人体所需的微量元素。因此，芦荟便具备了如下功能，对美容效果极佳。

a. 营养保湿作用

芦荟中所含的氨基酸和复合多糖物质构成有天然保湿因素（NMF）。这种天然保湿因素，能够补充皮肤中损失掉的部分水分，恢复胶原蛋白的功能，防止面部皱纹，保持皮肤光滑、柔润、富有弹性。

由于芦荟中含有多糖及多种单糖，加上少量乳酸镁的存在，使芦荟凝胶具有天然的湿润性能，并延缓水分从化妆品膏霜和香波中散失的速率。经实验证明，在水包油乳剂中，加芦荟凝胶能延缓水分的蒸发速率。

芦荟凝胶能增进水分渗透，它能渗入皮肤表层，使水分直接进入组织。芦荟凝胶增加对皮肤的渗透是由于水解、咬合及增加化合物的溶解度，使其增进对皮肤的渗透。而多糖及粘浆作为咬合封层形成坚固的复盖层，能阻止皮肤表层水分的蒸发，因此芦荟凝胶是各种化妆品中理想的天然润肤保湿因子。

b. 防晒作用

当人们的皮肤暴露在阳光下会形成晒伤，其主要原因是太阳光中的紫外线能降低和损害皮肤的免疫功能，使皮肤降低了对外来微生物和病毒的抵抗力而引起疾病，严重者可导致肿瘤的形成。芦荟凝胶不但是阳光的屏蔽，而且它能阻止紫外线对免疫系统产生的危害，并能恢复被损伤的免疫功能，使晒伤获得痊愈，阻止皮肤癌的形成。

c. 消炎、止痛、烧伤、烫伤、割伤等疮伤的愈合作用

芦荟凝胶涂于疮伤表面，形成薄层，能阻止外界微生物的侵入。它能使干燥的伤口保持湿润，凝胶内的生长因子能直接刺激纤维细胞，使其获得再生和修复。芦荟凝胶能增进疮伤的拉伸强度，增进疮伤治疗，促进愈合。

d. 免疫调节剂

生物体内免疫系统的正常是健康的标志。芦荟凝胶内含有的多种活性成分，它们溶解在凝胶的极性水中，相互协同，对外界形成了强大的调节免疫功能的作用。芦荟除了作为食品、药物和化妆品以外，还能作为功能性食品，可经常定量服用。

总之，芦荟虽不是“灵丹妙药”，但它对免疫系统的调节作用，起到了实实在在的保健、美容和治疗作用是毋庸置疑的。因此，人们理所当然地把它应用到化妆品、保健食品和药物中，发挥它的应有作用，实属最佳选择。

（2）芦荟的食用方法

芦荟叶片既可以生吃，也可以通过“腌制芦荟”就同制作泡菜一样，盐腌一段时间后的芦荟气味与腌黄瓜差不多，但更脆，因而很受欢迎。“蜜芦荟”可用上好蜂蜜、白糖与洗净晾干的芦荟叶片三种等量入缸，经常搅动以防局部染菌，一星期左右就可捞起食用了。这种“蜜芦荟”香甜可口，脆的程度可与海蜇皮相比，捞起“蜜芦荟”余下的“芦荟蜜”兑冷

开水饮用，也是夏季清热解暑的佳品。“酒芦荟”是用高质（50度以上）酒浸泡芦荟叶片数周后得到的，酒可去掉芦荟特殊的“臭”味，令人容易吃下，而浸过芦荟的酒（芦荟酒）则是一种很好的“药酒”了。

a. 生食芦荟叶肉

这是一种最简单有效的服用方法。从芦荟植株的下部开始，按顺序切下3~4厘米长的芦荟叶片一段，用清水洗净，削去叶缘的刺和表皮即可食用。可起到调理和保健的作用，且药性比较缓慢，健胃理肠作用比较明显。

b. 煎服芦荟生叶

这是一种传统的中草药服用方法。其服用更易，药效稳定。具体做法是：取芦荟叶片切成3~4厘米小段，放入砂锅内，放水将芦荟叶浸没即可。开始用大火将水煮开，再改用文火煎熬一小时，待锅中水分煎去一半左右，取下冷却，用纱布过滤后即可服用。服用量成人每天1杯（约150毫升），分3次服用，每次50毫升。一次煎煮，可分多次服用，煎煮后的芦荟汁液可装入瓶中，置于冰箱冷藏室内，保存10~15天不会变质，如能长期坚持服用，对胃溃疡和十二指肠溃疡的治疗有很好的效果。

c. 饮用芦荟汁

具体做法是：摘取2年生的肥厚下部叶片1张，放在清水中洗净，切成小块，再放在小型打浆机中打碎（豆浆机亦可），取芦荟叶片的新鲜过滤汁液服用，大人每次1匙，1天2~3次，小孩和老人用量可酌减。在服用时也可根据各人的爱好加入适量的砂糖、柠檬汁等，以改善口感。制好的芦荟叶汁液可在冰箱中存放1~2天，最好随用随取，以保持其新鲜。也可把芦荟汁液加热煮开，这样减少其寒凉性，同时经过消毒，在冰箱中可存放1~2周也不会变质。

d. 芦荟粉

芦荟粉可较长时期保存，服用也方便。具体做法是：芦荟叶片洗净后擦干，切成薄片，然后晒干或放在微波炉中加热烘干，注意不能烘焦。在加热烘干过程中需要经常翻动，一直烘到发脆时再取出，待凉后，可用小型粉碎机将叶片磨成粉末。加工后的粉末应及时装入可食小胶囊内。注意芦荟粉吸湿性很强，所以一定要保持干燥，以防变质。

e. 芦荟酒

芦荟叶片浸酒，可使芦荟与酒协同发挥药性。因酒具有通血脉、祛风寒的作用。具体做法是：取芦荟叶片洗净擦干，切成薄片，放入酒瓶中，加入50度白酒，比例为芦荟1，白酒1. 2。然后密封保存1个月后，药性已浸出，此时把芦荟渣过滤，得浸液，可加入蜂蜜200克或冰糖200克，再密封保存1个月后便可得醇味的芦荟酒，早、晚各服一次，每次15~20毫升，可治疗长期失眠、头痛、风湿性关节痛。风湿痛症还要外擦按摩，效果更佳。

f. 芦荟茶

可将芦荟鲜叶烘干，制作芦荟茶。具体做法是：选用成熟的芦荟叶片，去除病斑和坏叶，用清水洗净，在105℃下烘干（一般要4~6小时），切成丝状，然后装入密封的容器中避光保存，随用随取，家中或旅行饮用都很方便。

饮用量是每次取芦荟茶丝5~8克，放入杯中，用沸水冲入后加盖3~5分钟即可饮用。一杯芦荟茶可冲3~4次，茶味清苦爽口。

g. 芦荟药粥

芦荟粥与单服芦荟不同，是芦荟与米粥的配伍，同煮为粥，相佐相食，可平缓药性，增加功效。此粥注重于健脾养胃，补益后天，容易获得期望的养身保健效果。

芦荟药粥具体做法是：取新鲜芦荟50克去皮后，取芦荟叶肉切成小块，加上优质粳米粉100~150克，加水适量煮粥，再加入生姜2片。粥煮成后，可加入糖适量，即可服用。芦荟药粥特别适用于老年人及妇女儿童服用。本药粥用生姜调味，祛寒凉，加白糖后除了有润肺生津功能及粥味好外，还有对胃肠消化系统的综合调理作用，对清热、通便、杀虫和妇女通经等都有一定的功效。

h. 芦荟蜂蜜饮

蜂蜜具补中益气、和胃润肠和生津解毒功效，而芦荟有清热解毒、消炎、排毒的作用。芦荟加入蜂蜜，可以改善芦荟的适口性，进一步增加芦荟的保健功能。另外，蜂蜜所含的矿物营养元素、维生素以及其他有效成分对身体亦有很大益处，有滋养功能。芦荟加入蜂蜜后，可使蜂蜜发生改性，形成一种新的天然保健食品。

制作方法：新鲜芦荟肉汁100克，蜂蜜1000克，并加入3毫升柠檬果汁，pH值调至3~4左右，在温度为60℃锅中充分调匀，得到一种稍带绿色的蜂蜜。此蜂蜜与天然蜂蜜比较已发生了改性，具有芦荟和蜂蜜的双重保健作用，用开水冲服，长期服用可以提高人体免疫功能。对于肠燥便秘、胃脘疼痛、口腔炎、高血压，尤对慢性乙肝保健作用较明显，起到很好的辅助治疗作用。

（3）芦荟美容食谱

a. 鲈鱼片芦荟

原料：鲈鱼或草鱼1000克，芦荟叶肉片、橙色胡萝卜片、芫荽（即香菜）、蛋清、淀粉。

调料：油、盐、味精。

制作：①把鲈鱼或草鱼剥皮，切下鱼片放入碗中加入少量蛋清和干淀粉，拌匀后涂在鱼片表面。芦荟叶肉片10克。

②油锅用旺火，鱼片、芦荟叶肉片入锅氽一下，捞起。

③油、盐、味精兑成调味汁，氽过的鱼片入锅翻动几下，盛起装入煲内。

④沿煲边缘放6片橙色胡萝卜片，再加芫荽少量，橙色隐约可见。

b. 芦荟蔬菜汤

这是一道营养非常丰富的蔬菜汤，适合没有食欲及病后饮用。由于蔬菜及芦荟的精华都已溶入汤中，就算不食用汤里的蔬菜，营养也非常丰富。

原料：新鲜芦荟叶50克，菠菜1株，胡萝卜1根，花椰菜2朵，白菜1片，干香菇2朵，鸡汤或肉汤1杯。

制作：先烧开鸡汤，放入上述原料，文火煮上20分钟左右。煮汤过程中如表面浮出残渣，要小心舀出，即可食用。

c. 香菇素芦荟

原料：椴木香菇150克，冬笋片100克，甜椒50克，芦荟10克、胡萝卜片、黄豆芽、土豆丝，油、盐、酱油、味精。

制作：①将木香菇在一天前浸泡发好，切成小块备用。

②冬笋切片（片薄吃口嫩），绿色甜椒切成小块，芦荟切小块，胡萝卜切片10余片，黄豆芽摘头去根，1小把，土豆丝50克。

③放入油锅内炒菜，旺火，加调料，煮烧熟，盛入煲内，加盖。

d. 猪肝芦荟夹片

原料：猪肝，芦荟，芫荽，红樱桃半个，盐、味精、花椒、酒、姜。

制作：①将猪肝放入清水内煮沸，加盐、花椒和酒除腥，捞起冷却切片。

②取出芦荟叶肉10克，煮沸3～5分钟，捞起叶肉切成薄片，嵌入2片猪肝之间，按形状摆开。

③加半只红樱桃在盘中央，周围加芫荽。

e. 回锅肉夹芦荟白肉饼

原料：白切猪肉片200克、蒜苗150克、面饼10片，芦荟叶肉，胡葱，油、盐、味精、辣椒。

制作：①将蒜苗切成2～3厘米长小段，入油锅炒熟，白切猪肉片入锅，加调料、辣椒，调至有辣味。

②芦荟叶肉煮熟后切片，入小盘。

③取小面饼，加蒜苗、胡葱、辣椒、芦荟叶肉，卷成筒状。

f. 鸡丁芦荟

原料：鸡脯肉250克，芦荟叶肉10克，甜椒一只，胡萝卜片，芫荽，红樱桃，油、盐、味精、酒。

制作：①将鲜鸡胸脯解除冰冻，切成丁块，备用。

②把芦荟叶肉10克取出，清水煮烧后切成丁块备用。

③把鸡丁放入热的油锅内，旺火炒鸡丁，加入调料，炒至肉熟上口嫩，再把芦荟入锅翻炒，即可起锅，装入腰盘。

④盘一端集中放置芫荽，上摆三片橙色胡萝卜片。把甜椒切成圆圈形5只，摆成放射状，盘中央放半只红色小番茄。

美丽原理：芦荟中含有聚糖的水合产物葡萄酸、甘糖露、少量的糖醛酸和钙等，还有少量水合蛋白酶、生物激素、荷尔蒙、蛋白质、维生素、矿物质等微量成分，因此，可以服用芦荟来调养身体、美容养颜。

7. 玫瑰

玫瑰是一种具有很高美容价值和很好疗效的药物。玫瑰花系蔷薇科落叶灌木植物，花紫红色，气味芳香。由于玫瑰具有耐寒、耐温的属性，且花蕾香嫩、润泽，早在隋唐时期，就倍受宫廷贵人的青睐。杨贵妃一直能保持肌肤柔嫩光泽的最大秘诀，据说就在她沐浴的华清池内，长年浸泡着鲜嫩的玫瑰花蕾。玫瑰花瓣既可沐浴也可护肤养颜，是一种天然美容护肤佳品。

（1）玫瑰的功效

玫瑰适用所有肤质，尤其是成熟干燥肌肤、敏感红肿和发炎皮肤。它的功效非常多：保湿、杀菌、抗痉挛、净化、镇静、补身、催情……几乎“无所不能”，下面的三个功效则是它最擅长的：

a. 加强保湿，改善皱纹等老化现象。玫瑰有强壮和收缩微血管的效果，对老化皮肤有极佳的回春作用。

b. 安抚情绪，调节内分泌。当你沮丧、哀伤、妒忌和憎恶的时候，提振心情，舒缓神经紧张和压力，使人对自我产生积极正面的感受。

c. 改善女性的生理循环系统。玫瑰是绝佳的子宫补品，能镇定经前紧张，活化停滞的血液循环，降低心脏充血现象，强化微血管，还能缓解痛经。

（2）玫瑰美容食谱

a. 玫瑰玻璃肉

原料：鲜玫瑰花2朵，肥猪肉400克，芝麻、白糖各适量。

制作：猪肉切小条加湿淀粉拌匀；鲜玫瑰花摘洗干净，切成粗丝，再把芝麻淘洗干净，炒熟；炒勺烧热，倒入生油，烧至六成热，将浆好的猪肉逐条入锅中油炸，捞出沥油；锅内留底油少许，放入白糖，翻炒至能挂长丝，随即下肉条颠翻几下，待糖全裹在肥膘上面，投入芝麻仁、鲜玫瑰花丝，迅速翻炒几下，盛在抹好油的平盘内，晾凉即可。

功效：此菜具有补肺健脾、理气和血的功效，适用于脾胃虚弱、阴虚咳嗽、食欲不振、消化不良、便秘等病症。

b. 玫瑰豆腐

原料：鲜玫瑰花1朵，豆腐2块，鸡蛋1枚，面粉、白糖、淀粉、青丝各适量。

制作：玫瑰花摘洗干净，切成丝，放在盘内；豆腐切成小块；鸡蛋打入碗内，加上湿淀粉、面粉，搅成鸡蛋糊；炒勺洗净，把豆腐块沾上干淀粉，再挂上蛋糊，下油锅炸至金黄色，捞出，沥去油；炒勺内放少许清水，下入白糖搅炒，使其溶化起大泡，放入炸好的豆腐块翻炒几下，放入鲜玫瑰丝及青丝，见糖发白时盛入盘内，再撒上白糖即成。

功效：此菜具有益气和胃、活血散淤的功效，适用于肝胃气痛、腹胀、消渴、乳痈、肿毒等病症。

c. 玫瑰花粥

原料：粳米100克，玫瑰花20克，樱桃10克，白砂糖30克。

制作：①将未全开的玫瑰花采下，轻轻地摘下花瓣，用冷水漂洗干净。

②粳米淘洗干净，用冷水浸泡半小时，捞出，沥干水分。

③锅中加入约1000毫升冷水，将粳米放入，先用旺火烧沸，然后用小火熬煮成粥。

④粥内放入玫瑰花瓣、樱桃、白糖，再煮5分钟，即可盛起食用。

d. 黄瓜玫瑰饮

原料：西红柿350克，黄瓜350克，鲜玫瑰花50克，柠檬汁、蜂蜜各适量。

制作：①将西瓜去皮、去籽；黄瓜去蒂去籽；玫瑰花洗净。

②将西红柿、黄瓜、玫瑰花捣烂后，加入凉开水适量，调匀，过滤，取汁，与柠檬汁、蜂蜜混合一起，拌匀即成。

功效：西红柿又名番茄，其味道鲜美，营养丰富，是菜中佳味，果中美品。黄瓜性味甘、寒，含有粗纤维、丙醇二酸、维生素E、咖啡酸、绿原素等，有清热利水、解毒消炎、润肠通便、美容之功效。柠檬味酸，性平，有清凉解暑、生津止渴之功效。玫瑰花味甘，微苦，性温，气芳香，善能疏肝解郁，调中醒脾，还有活血行淤的功效。以上各料配成此饮料，常饮用，可使肌肤细腻白嫩，显得年轻漂亮。

美丽原理：玫瑰既能活血散滞，又能解毒消肿，因而能消除因内分泌功能紊乱而引起的面部暗疮等症。长期食用，美容效果甚佳，能有效地清除自由基，消除色素沉着，焕发青春活力。

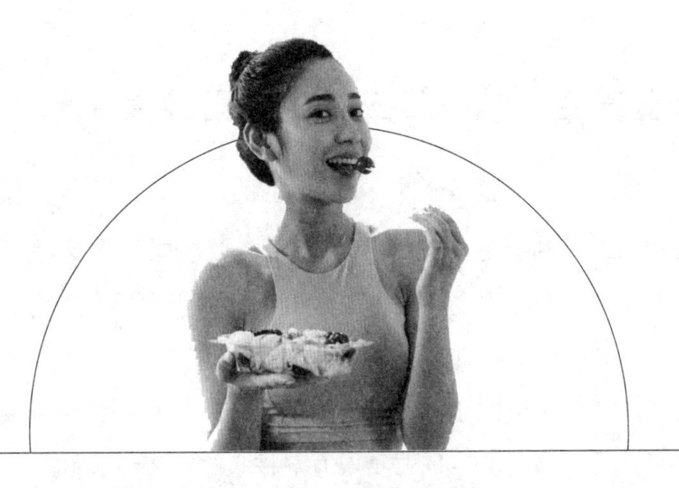

第八章　一日三餐的美丽学问

美韵女人的三餐须遵守早餐要吃好、午餐要吃饱、晚餐要吃少的原则。早餐最好吃营养早餐，如果没有条件可以吃酸奶、鸡蛋、面包之类，时间在9点以前。午餐可以吃些鱼肉之类，可以吃的饱一些，时间在12点以前。晚餐尽量不吃淀粉类，最好是吃酸奶和苹果，时间在18点以前。按照这样的饮食会保持健康美丽……

一、饮食养生：从一日三餐中吃出健康

中医和西医都讲饮食养生，叫法不同，西医叫饮食保健。中医和西医有什么不同呢？西医主要注重营养成分，比如蛋白质、脂肪、糖、维生素、矿物质、水，现在还加上膳食纤维等七大营养素。

中医讲饮食首先是性味，就是食物的性质，把食物性质分成五大类，叫做温、凉、寒、热、平，也就是说有热性食物、温性食物、平性食物、凉性食物和寒性食物。花椒、辣椒都属于热性食物；温性食物像荔枝、桂圆、大枣等；最多的是平性食物，如米、面等日常食品；凉性食物包括丝瓜、冬瓜；还有寒性食物如西瓜、西红柿、苦瓜。不同的食物有不同的性质，吃的时候要注意。

其次是食物的味道，也就是辛、甘、酸、苦、咸。辛就是辣，比如辣椒、葱、蒜；甘味的东西最多，甘不一定口感非常甜，面粉、大米都叫甘味，非常适合饮食养生；酸比如西红柿、山楂；最苦的是苦瓜，其他像莴苣、芦笋，包括人们常喝的啤酒，都有淡淡的苦味；还有一个就是咸，比如海带。

中医有些说法像食养、食疗、药膳，这些都不一样。所谓食养就是饮食养生，生活能量必须从食物里来，那么一日三餐吃饭合理调养，保证身体健康，叫做食养。食疗是饮食治疗，用食物治疗一些慢性疾病。药膳是在食物里有意识地加入一些中药，比如煮粥时加些绿豆，绿豆有清热解毒的作用，所以绿豆既是中药又是食物，药食两用，就叫做药膳。中医讲求药食同源，于是就有了食养、食疗、药膳这些传统的养生方法，也就是说用一日三餐就能调养身体，甚至是治疗一些疾病。

传统养生有几个特点，第一叫做天人相应。一般讲吃时令蔬菜，为什么呢？就是这个季节产的蔬菜这个季节吃非常有好处，比如夏天西瓜和黄瓜比较多，从中医角度这些是寒凉性质，夏天天气热，吃西瓜有清热解暑的作用。可是反过来，如果冬天吃寒凉食物肯定会对肠胃造成不适，冬天适合吃温热食物，这些叫做天人相应。还有不同地区，比如西北地区比较干旱，吃滋阴食物比较好，东南部地区比较热，而且比较潮湿，应该吃清热燥湿的食物，这叫做因地制宜。一年有四季，春夏秋冬，从中医讲叫春温、夏热、秋凉、冬寒，不同的季节对人、对生物也不一样，叫做春生、夏长、秋收、冬藏。

第二个特点是调补阴阳。症状轻的时候用不着到医院治疗，用食疗方法平衡阴阳，比如说一个人是热性体质，适当让他吃一些寒凉食物，寒性体质人的就给他吃一些热性食物。

怎么能知道自己是虚还是不虚，这里有一个窍门，一说虚肯定人比较瘦弱，浑身没劲、打不起精神，中医分气虚、血虚、阴虚、阳虚，气虚的主要症状是浑身没劲，没有精神，吃东西不香，走路没劲。血虚是脸色、口唇苍白，不红润，是贫血的症状。中医有一句话，叫阳虚生外寒，阴虚生内热，阳虚病人典型的症状是畏寒肢冷，所谓畏寒就是怕凉，肢冷是手脚凉。阴虚生内热，首先表现是五心烦热，手脚心热、心口窝烦热，还有是口燥咽干，喝水不解渴，另外大便干燥。

美丽原理：如果有阴虚症状，应该吃些枸杞子、百合、银耳，这些都有滋阴作用；补阳吃些温热食物，羊肉、虾等都补阳。有一点需要注意叫审因用膳，不同的人吃的不一样，有些人的体质偏于寒凉，一吃凉东西就感觉胃不舒服，中医叫脾胃虚寒，这样的人在吃饭时尽量吃些温热食物。有些人是热性体质，应该吃凉性食物。

二、按照最佳的“食物钟”进食

1.早起喝粥吃汤饺

早餐，喝一碗温暖的粥，对胃来说是最好的呵护，最好再放入一些切碎的蔬菜和一个鸡蛋，养胃的同时也丰富了营养。

选择在早餐喝粥主要有两个原因。早晨刚起床时，有些人会有胃肠感觉寒冷和疼痛的情况，也有些人胃酸情况严重，温暖的蔬菜粥可以马上缓解这些状况，而吃面包、饼干等食品则会加重这些不适。

如果怕单喝粥容易饿的话，可以再加吃一些汤饺，汤饺的热量比菜粥的还要大，而且饱腹感时间维持得长。菜粥和汤饺不但在热量上比面包等食物大，而且热度也很持久，促进胃肠的血液循环，让温暖的感觉得以持续。

2.四个时段吃水果

（1）早餐前10分钟。此时吃水果可以增进维生素的吸收，同时水果中的果酸也起到开胃的作用，很多人不爱吃早餐，所以用水果开胃很不错。适合餐前吃的水果最好选择酸性不太强、涩味不太浓的，如苹果、梨、香蕉、葡萄等。但有胃病的人，不宜在这个时段吃水果。

（2）上午10点左右。这会儿正是工作压力大的时间，多数人会感到心情烦躁。此时，如果能吃个水果，它的酸甜滋味可让人感觉神清气爽，有助于缓解紧张和急躁的情绪。

（3）午餐后1小时。此时吃水果，有助于消食，而且适合吃富含蛋白酶的菠萝和猕猴桃，以及有机酸较多的橘子、柠檬、山楂、杏等。

（4）下午4点左右。此时容易饥饿，水果可以作为下午加餐。在水果的选择上，可以跟早餐前10分钟吃的差不多。如果怕水果生冷，可以在吃水果之前喝一杯热水，保证胃肠的舒适。

专家认为，在这四个时间段中，早饭前和下午时吃水果最好，早餐前吃水果可以让维生素更好的吸收，下午加餐吃水果可以让一下午的工作劳累和紧张得到缓解与放松。

3. 中午吃薯类食物

甘薯、土豆、南瓜这些薯类食物，要在正餐的时候吃，而且最好能够取代正餐的米饭、馒头，作为主食来吃。薯类食物不但能保障碳水化合物的供应，更能提供多种维生素和人体必需的微量元素。

有些人喜欢在饭后吃一些薯类，这种做法是不正确的，不但容易吃撑，而且其中的营养元素也不容易被消化和吸收，实在可惜。

薯类最好作为中午的正餐，这是因为吃完薯类后，其中所含的钙质需要在人体内经过4～5小时进行吸收，而下午的日光照射正好可以促进钙的吸收。于是，在午餐时吃薯类，钙质可以在晚餐前全部被吸收。

薯类食品碳水化合物的含量很高，碳水化合物是保障人运动的重要元素，中午食用可以让整个下午的精力更加充沛，工作效率相应提高。

4. 饭后一小时喝酸奶

酸奶可以帮助消化，改善胃肠功能，但是并不是任何时间喝酸奶都能起到这样的效果。一般来说，饭后一小时是喝酸奶的最佳时间。

酸奶好喝，但是想让活性乳酸菌发挥功效，还是要下一番心思。通常状况下，人的胃液pH值在1~3之间。空腹时胃液是酸性的，不适合乳酸菌生长，只有pH值高于3的时候，才能让酸奶中的活性乳酸菌好好生长。饭后一小时左右，胃液被稀释，pH值上升至3~5之间，此时喝酸奶，其中的营养素最容易被吸收。

5. 下午4点吃零食

下午4点左右是一天最疲劳的时候，此时比较适合吃零食。

专家认为，人们吃东西4小时后，碳水化合物就基本上消耗殆尽，此时大多数人都无法集中精力，而且还会感觉非常疲倦。对于午饭与晚饭间隔时间较长的上班族来说，零食就是这一时间段里最好的能量补充。零食不但能缓解饥饿，还能成为下班路上战胜严寒的最重要武器。

在零食的选择上，最好是那些富含营养素，而糖分和脂肪相对较低，防腐剂含量也少的，适合作为日常营养补充的零食，比如低脂乳酪、花生、无花果、海苔、水果等。还有超市里销售的果蔬干片，口感非常香脆，但并不是油炸或者膨化的食品，而是高温烘干水分制成的，不仅营养损失小，脂肪热量也很低，不会导致肥胖。

6. 六个“黄金段”喝水

（1）早晨7点。晨尿后需要补充水分，这杯水可以冲淡你体内的毒素，还能洗涤肠胃，喝完了水，多数人会有想大便的感觉，正是那一杯水起到了润肠的作用。

（2）上午9点。到办公室后先别急着喝咖啡，给自己一杯温开水，因为上班路上的颠簸，已让体内无形中开始缺水。到办公室后赶紧喝一杯水，确保体内不缺水分，并精神百倍地投入到工作中。

（3）中午11点。活化一下细胞，更滋润一下肠胃，毕竟午饭时间快到了。

（4）中午12点半。午饭以后再喝一杯，帮助消化。

（5）下午3点。以一杯健康的矿泉水代替午茶与咖啡等提神饮料，可提神醒醒脑。

（6）回到家后。喝一大杯水，可以缓解一天的疲劳，更主要的是能增加饱腹感，这样晚上就不会吃得很多影响消化了。

寒冷的秋冬季节，最好不要在下班前喝水，这样会让下班的路途变得非常寒冷，因为水可以起到促进新陈代谢的作用，尤其是对热量的代谢，所以在喝多了水以后，会觉得特别冷。

7. 睡前半小时喝牛奶

人们多喜欢早餐来上一杯奶，其实牛奶也有它饮用的最佳时间，这个时间并不是早晨，而是晚上睡觉前。

早晨空腹喝奶是不对的，因为牛奶的蛋白质要经过胃和小肠的分解形成氨基酸后才能被人体吸收，而早晨空腹状态下，胃肠的排空是很快的，喝下的牛奶胃肠还来不及吸收就被排到了大肠。

晚上热量消耗小，蛋白质得以保存，况且牛奶还有助眠的作用。晚上睡觉前半小时左右喝牛奶最好，喝早了，可能牛奶和晚饭一起消化，增加困意，导致饱着肚子睡觉，影响胃肠功能，容易引起肥胖。睡觉半小时前喝牛奶，可以避开晚餐消化时间，半小时后正好困意来临，酣然入梦。

美丽原理：人的身体有生物钟，其实食物也有属于自己的“营养食物钟”。只要按照最佳的“食物钟”来进食，就能在充分享受美食的同时，吸收最多的营养。

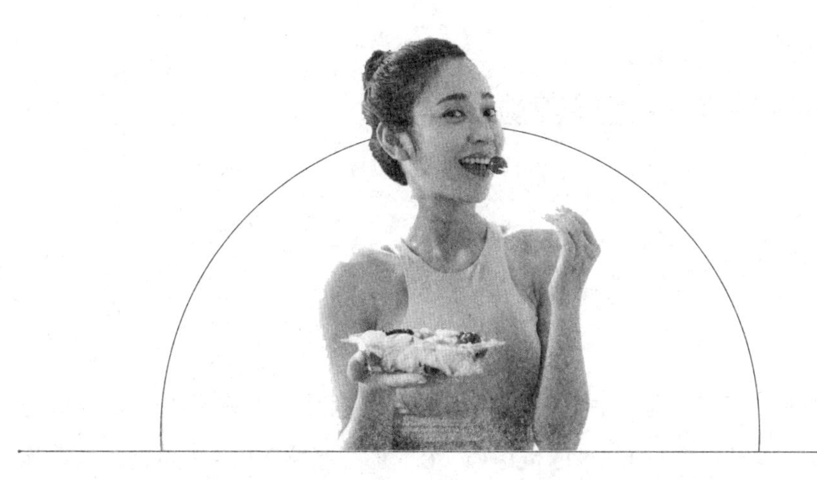

第九章　特定吃法有特殊的美容功效

在正常的一日三餐之外，不要让自己的嘴巴闲起来，也许你会担心这将让你的身材走样，其实有的食物是吃不胖的，而且换一种吃法还将有意料不到的收获。

一、天然美容：蔬果养颜大全

1. 苹果

苹果营养丰富，是一种广泛使用的天然美容品，被许多爱美人士奉为美容圣品。苹果中含有0. 3%的蛋白质，0. 4%的脂肪，0. 9%的粗纤维和各种矿物质、芳香醇类等。其所含的大量水分和各种保湿因子对皮肤有保湿作用，维生素C能抑制皮肤中黑色素的沉着，常食苹果可淡化面部雀斑及黄褐斑。另外，苹果中所含的丰富果酸成分可以使毛孔通畅，有祛痘作用。

除此之外，苹果性能温和，可作为天然面膜，也可以切片涂敷。对油性皮肤而言，将1/3个苹果捣成泥状，敷于面上15分钟，然后洗净，再用冷水洗脸，可以软化角质层，使油脂分泌平衡。将苹果切片后敷在黑眼圈部位也是近年来流行的去黑眼圈妙方。最新医学研究还发现，苹果中除含丰富的维生素和果胶以外，还含有大量的抗氧化物，能够防止自由基对细胞的伤害与胆固醇的氧化，是抗癌防衰老的佳品。

2. 丝瓜

丝瓜是增白、去皱的天然美容品，据医学专家实验证明，长期食用丝瓜或用丝瓜液擦脸，可以让肌肤柔嫩、光滑，并可预防和消除痤疮和黑色素沉着。丝瓜中含有丰富的维生素、矿物质、植物粘液和木糖胶，因此许多精华液中都加入了丝瓜水提取物，这类精华液是许多女性的美容必备品。采集丝瓜水其实并不难，只用把丝瓜茎在高出地面60厘米处拦腰切断，使其下部弯曲，切口朝下。然后取一小口玻璃瓶套在切口上，以便丝瓜水能通畅地流入瓶内。丝瓜水放置一夜后，用纱布过滤一下，再加点甘油和酒精就可以使用了。

3. 猕猴桃

猕猴桃又名奇异果，平均每斤猕猴桃的维生素C含量高达95. 7毫克，号称水果之王。其所含的维生素C和维生素E不仅能美丽肌肤，而且具有抗氧化作用，在有效增白皮肤、消除雀斑和暗疮的同时增强皮肤的抗衰老能力。此外，猕猴桃还含有大量的可溶性纤维，平均每500克猕猴桃的纤维含量为2. 6克，可以促进人体碳水化合物的新陈代谢，帮助消化，防止便秘。另外，猕猴桃中还含有丰富的矿物质，能够在头发表面形成一层薄膜，不仅能让头发免受脏空气污染，还能让头发越发丰莹润泽。如能坚持每天饮用一杯猕猴桃汁，对头发的生长是非常有好处的。

4. 西红柿

西红柿营养丰富且热量低，许多模特都靠食用西红柿来保持身材。它丰富的酸性汁液可以帮你平衡皮肤的pH值。对于皮肤黑且粗糙的人，可以将番茄捣汁后涂于脸上，停留约15分钟后用清水洗净，对去除面部死皮大有帮助。西红柿也是富含维生素C的蔬菜，在西红柿汁内混合少许蜂蜜擦于面部，10多分钟后清洗干净，天天坚持可以祛斑美白。

5. 草莓

草莓属浆果，含糖量高达6%～10%，并含多种果酸、维生素及矿物质等，可增强皮肤弹性，具有增白和滋润保湿的功效。另外，草莓比较适合于油性皮肤，具有去油、洁肤的作用，将草莓挤汁可作为美容品敷面。现在的很多清洁和营养面膜中也加入了草莓的成分，适合于任何肤质。经常使用草莓美容，可令皮肤清新、平滑，避免色素沉着。草莓中还含有丰富的维生素A和钾质，对头发的健康很有利。入睡前饮一杯草莓汁还能令神经松弛，对治疗失眠效果不错。

6. 芦荟

芦荟是一种具有多项保健与美容功能的植物，它有对人体细胞组织的再生、保护作用，抗溃疡，增强内脏功能，调节生命机体正常化。芦荟中含有葡萄酸、甘糖露，少量的钙和蛋白质、维生素及矿物质，具有营养保湿、防晒、清洁、收缩毛孔、淡化色斑等美容功效。简单的芦荟浴还能消除紧张和疲劳。

7. 樱桃

樱桃是含铁及胡萝卜素较多的一种水果，它的营养非常丰富，对气血较虚的人能起到补血补肾的作用，饭前食用200～300克可以调理肠胃功能，对消化功能差的人很有好处。樱桃中丰富的维生素C能滋润嫩白皮肤，有效抵抗黑色素的形成。另外，樱桃中所含的果酸还能促进角质层的形成。

8. 桃子

桃子是许多人都爱吃的一种香甜可口的水果，其所含的丰富果酸具有保湿功效，还可以清除毛孔中的污垢，防止色素沉着，预防皱纹。另外，桃子中还含有大量的维生素B和C，促进血液循环，使面部肤色健康、红润。对粗糙的皮肤，可以用桃片在洗净的脸上磨擦和按摩，然后再洗净，这一方法有助于保持皮肤的光滑与柔嫩。除此之外，在洗澡水中加入少许桃汁浸泡，也是保养肌肤的一个好方法。

9. 菠萝

菠萝属于热带水果，其丰富的维生素不仅能淡化面部色斑，使皮肤润泽、透明，还能有效去除角质，促进肌肤新陈代谢，皮肤呈现健康状态。肤色暗沉的人可用纱布浸菠萝汁擦拭，长期坚持能起到美白嫩肤的作用。在洗澡水中加入少许菠萝汁更能滋润肌肤，尤其适用于皮肤粗糙的人。另外，菠萝中还含有一种叫菠萝酶的物质，它能有效去除牙齿表面的污垢，令你的牙齿洁白如玉。

10. 橘子

橘子是大众非常熟悉的一种水果，以其丰富的果酸和维生素含量而被大量应用于护肤品和化妆品中，尤其是橘皮中的维生素C含量特别高，因此在很多地区，人们用橘皮泡水喝以摄取大量的维生素C。另外，橘子中所含的有机酸还能增强肌肤弹性，每天用橘皮擦脸可以平抚面部小细纹。

11. 牛油果

牛油果这个名字也许并不如其他水果那样为人熟知，其凹凸不平的青皮表面也不像橘子、柠檬般诱人可爱，但它含有丰富的甘油酸、蛋白质和维生素，润而不腻，是天然的抗氧化剂，不仅能柔软和滋润肌肤，还能收缩粗大的毛孔。用1/4个牛油果混合一茶匙牛奶，捣成糊状，可作面膜敷脸，尤其适合干性皮肤，能有效滋润肌肤。牛油果内富含的卵磷脂可以护理干枯及受损的发质，让头发柔亮顺滑。在洗净的头发风干以后，将牛油果、鸡蛋清和少许柠檬汁搅拌均匀，抹在头发上，大约半小时后用洗发液洗净，长期坚持还能防止头发分叉。用少许牛油果与甘油混合后涂在指甲上，能令指甲光亮健康，尤其是经常涂指甲油而使指甲黯淡无光的人，用此法最佳。

12. 柠檬

柠檬是水果中的美容佳品，因含有丰富的维生素C和钙质而作为化妆品和护肤品的原料。其主要的美容功效有：增白洁肤、去除色斑、紧肤、润肤、消除疲劳、抗肌肤老化等。对于头皮屑较多的人，可以用柠檬汁混合橄榄油在头皮上按摩，半小时后冲洗，效果非常好。另外，柠檬中还含有大量的果酸成分，可软化角质层，去除死皮，促进皮肤新陈代谢。取一小茶匙柠檬汁，混合一勺酸奶和一勺蜂蜜，在膝盖、手肘和脚后跟部轻轻摩擦约10分钟后，再用温水冲洗，长期坚持可令肌肤柔嫩而富有光泽。

美丽原理：爱美是人的本性，特别是女性朋友都希望能够通过化妆，使自己更具有魅力。将天然食物用于美容，既可避免美容品引起的过敏，又能获得简便、易学、廉价、无副作用等功效。

二、人比花娇：花粉的巧妙吃法

1. 花粉大功效

花粉能提供人体所需要的营养素，增强人体新陈代谢，调节人体内分泌功能。同时，花粉对保护皮肤和美容也有明显的作用，它能营养皮肤，改善皮肤外观，增强皮肤弹性。另外，花粉也可除去多余的脂肪，从而达到减肥、健美的目的。

但需要注意的是，过敏体质或者对花粉过敏的人，最好不要尝试食用花粉。

2. 花粉如何吃

服用花粉的方法并无严格的要求，可直接吞服，亦可加蜜调匀服用，或用温（凉）开水调匀后饮用。服用的时间于早晚空腹服用为宜。对胃肠不适者，可在饭后一小时服。服用一个月后，可停用一周，一周后可继续服用。

（1）茶花花粉

茶花花粉富含氨基酸，其氨基酸含量居常用花粉之首。它还富含卵磷脂、核酸、维生素和多种微量元素。对人体皮肤新陈代谢和改善神经系统功能很重要，可以起到祛痘祛斑、调节睡眠的作用，是女性保持健康美态的营养佳品。茶花花粉调配蜂蜜后可食用亦可做面膜。

（2）松花花粉

松花花粉是生命之源，它集整个植物的精华，含有丰富的营养成分，国际上誉之为“完全营养素”、“微型营养库”，其有效成分有200多种。它有助于遏制癌细胞发育，对胃肠疾病、肝病、肾脏病、糖尿病、贫血等有一定的辅助治疗作用。

（3）油菜花粉

油菜花开，一片金黄，该花粉源丰富，故油菜花粉团色黄、粒大。油菜花粉中含黄酮类物质比较高。具有减肥、健美、抗辐射等功效；对抗动脉粥样硬化、降低胆固醇、软化血管、降低高血压，减轻前列腺炎等均有一定的作用。

（4）莲花花粉

莲花花粉营养丰富，益于女性。莲花因水而生，少有成片，蜜蜂采集有相当的难度，因此，莲花花粉更是弥足珍贵。

（5）益母草花粉

含丰富的维生素、矿物质、黄酮、蛋磷脂、氨基酸等物质。能够调经止血，对改善妇女月经不调有一定作用。

（6）玉米花粉

玉米花粉能够改善微循环、利尿、保护肾脏，对肾结石有一定的辅助治疗作用，且有养颜增白之功效。

美丽原理：花粉中含有大量人体所需的各种有效成分，是人类完美的纯天然营养佳品。花粉富含蛋白质、碳水化合物、脂类、核酸、矿物质、维生素和其他活性物质，如氨基酸、抗菌素等，是一种理想的滋补品，并具有一定的辅助治疗作用。

三、都市女性最佳膳食方案

同样吃某些食物，有的女性越吃越胖，有的却体重适中，原因自然很多，但与食物搭配是否科学合理不无关系。如何科学地搭配食物呢？在此推荐一种具有特色的、适合都市女性健美的膳食最佳模式——“一至七”饮食模式，即每天一个水果，两碟蔬菜，三勺素油，四碗粗饭，五份蛋白质食物，六种调味品，七杯开水。

1. 一个水果

每天吃含维生素丰富的新鲜水果至少一个，长年坚持会收到明显的美肤效果。

2. 二碟蔬菜

每天应进食两碟品种多样的蔬菜，不要常吃一种蔬菜，一天中必须有一碟蔬菜是时令新鲜的、深绿颜色的。

最好生食一些大葱、西红柿、凉拌芹菜、萝卜、嫩莴苣叶等，以免加热烹调对维生素A、维生素B_1等的破坏。每天蔬菜的实际摄入量应保持在400克左右。

3. 三勺素油

每天的烹调用油限量为三勺，而且最好食用素油即植物油，这种不饱和脂肪对光洁皮肤、塑造苗条体形、维护心血管健康有裨益。

4. 四碗粗饭

每天四碗杂粮粗饭能壮体养颜美身段。要克服对精加工主食的嗜好，抵制美味可口零食的诱惑。

5. 五份蛋白质食物

每天吃肉类50克，当然最好是瘦肉；鱼类50克（除骨净重）；豆腐或豆制品200克；蛋1个；牛奶或奶粉冲剂1杯。这种以低脂肪的植物蛋白质配上非高脂肪的动物蛋白质，或用植物性蛋白质配上少量的动物性蛋白质的方法，不仅经济实惠，而且动物脂肪和胆固醇相对减少，被公认是一种“健美烹饪模式”。

6. 六种调味品

酸甜苦辣咸鲜等主要调味品，作为每天的烹饪佐料不可缺少，它们分别具有使菜肴增加美味，提高食欲，减少油腻，解毒杀菌，舒筋活血，保护维生素C，减少水溶性维生素的损失，维持体内渗透压和血液酸碱平衡，保持神经和肌肉对外界刺激的迅速反应能力，以及调节生理和美容健身等不同功能。

7. 七杯开水

包括茶水和汤水，每天喝水不少于七杯，以补充体液，促进代谢，增进健康。要少喝加糖或带有色素的饮料。

美丽原理：人体是需要多种营养元素来维持身体的平衡的，哪一种的过多或过少都会造成身体机能的失调，出现疾病，由此人们在食物的选择上就显得非常重要了。饮食中有“食物相克”的说法，意思是说两种食物放在一起食用，如搭配不当，极容易导致生病或中毒。但两种或两种以上的食物如果搭配合理，不仅不会“相克”，而且还会“相生”，起到营养互补、相辅相成的作用。

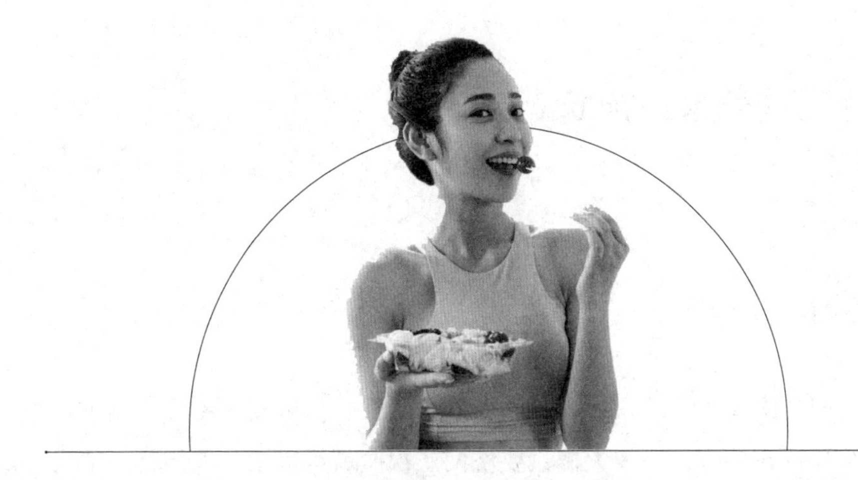

第十章　美女明星的美容润肤妙招

舞台上的明星总是风光靓丽，飘飘长发、水润肌肤让人眼羡，在她们的身上似乎已经找不到岁月的痕迹，因为舞台上的明星们永远是年轻的。如何让自己拥有明星般的水润肌肤，如何让自己保持年轻，按照明星们的美容方法去做就可以了。

一、演艺圈美女谈护肤心得

1. 林心如

林心如是比较幸运的，因为她的皮肤属干性，所以夏天不容易出油，也很少会长青春痘痘，一天大概只要洗两三次脸就可以了。但她比一般女孩麻烦的是：干性皮肤不容易出油，所以脸部容易干燥。

对付手肘及关节这些最容易干燥的部分，她的秘诀就是用柠檬或是橘子皮，轻轻地擦拭肌肤，如此便可以清除脱皮的烦恼，皮肤会变得光滑；此外也可以用纱布，把柠檬、柚子或橘子皮包起来，放进洗澡的热水中，先浸5分钟，使洗澡的热水中也有维生素C，然后才开始浸浴，这样皮肤一定会粉白幼嫩。

美丽原理：橘子皮中含有天然橘子精油，有很好的去油和净化效果，你甚至可以用它擦拭身体角质粗厚的地方，或者浸泡于洗澡水中，具有净化肌肤、消除疲劳的作用。

2. 郑雪儿

郑雪儿的护肤方法非常简单，她最常做的保养就是用保湿面膜。此外，她经常也拍外景及到户外工作，这时她一定会涂系数超过40的防晒品。在拍戏的空档也会找时间去护肤中心进行一下深层的保湿及保养，如果没有通告，可以不上妆就不施脂粉了，就连化妆水都不会用，因为化妆水对皮肤也有刺激性的，在她的背包里头都放了水壶及卸妆用品，只要不上镜头，她就立即卸妆。郑雪儿有四多秘方：多喝水，多吃水果，多运动及多睡眠。

美丽原理：保湿对皮肤非常重要，有些人虽然油冒得多，但皮肤仍不时有干粗、脱皮的现象，是属于“外油内干”的肤质，还需要使用适当的保湿产品。观察皮肤状况，适时调整使用的保湿产品。若全脸都油，就使用较清爽的保湿凝胶;若只是局部容易出油，像T字部位，而两颊偏干燥的人，可分区使用清爽保湿凝胶，及含油的乳液或乳霜（两颊或其他干燥处）来保湿。“痘痘一族”有时在治疗青春痘时，会造成皮肤变得干燥脱皮，可视情况使用乳液加强保湿。

3. 张柏芝

天气冷的时候，张柏芝十分注意保湿，她用的是特效的冬日保湿霜，这种保湿霜，是不含油质的0A喱配方，能够快速地渗透入肌肤底层，轻柔而不油腻，锁水效果十分持久!

除了保湿，她也十分注意防晒及美白。其实防晒、美白及保湿是任何季节都要注意的，别以为冬天阳光柔弱就可以忽视防晒及美白，因为就算没有阳光，只要在户外，也有强烈的紫外光伤到肌肤。面对电脑工作的人，也要注意涂美白防晒霜的！当肌肤出现缺水的现象，除了用保湿霜，也要注意身体内的保湿，由内至外一起解决肌肤干燥的问题，所以她每天都会备一个小水壶，随时随地可以补充身体内的水分，也会吃水果及汤水进行保养。

美丽原理：很多皮肤问题都和皮肤衰老、保水性变差有关，例如细纹、皱纹、肤质敏感、皮肤松弛……同时，肤色黯淡和毛孔粗大往往也和保湿不够有关。除了使用保湿产品，身体缺水、贫血等等也会导致皮肤干燥。所以，体内补充足够的水分和补血也是做好保湿的其中环节。

二、金喜善的橄榄油美容经

洁净无垢的肌肤，是保持肌肤健康光泽的基础，金喜善的美丽也是从卸妆开始。她的卸妆秘诀是“以油去油”，用其代言的某深层卸妆油等橄榄精华油去除化妆品类的油性污垢。

迷恋自然护肤的金喜善，用橄榄油保养的时间已经超过七年，她洗完澡后会从头到脚抹上橄榄油，连头发都不放过。

橄榄油唾手可得，一些使用它的小窍门才是真正能使它发挥“液体黄金”作用的关键所在，下面是金喜善的心得。

1. 按摩

取半杯橄榄油加几滴玫瑰香水再加入半汤匙蜂蜜和少量水可制成按摩油，搽于肚脐和腹部，用手掌划圈按摩，可促进血液循环和肌肤新陈代谢，有助于减肥。

2. 护唇

夏天紫外线强，嘴唇会受伤，不妨以棉棒蘸橄榄油涂在唇上，并用手指轻轻地按摩数分钟，坚持两三天，嘴唇会重现光泽。

3. 底妆

睡眠不足时不容易上妆。这时可以在基础化妆品中滴1～2滴橄榄油，揉搓后均匀涂抹于面部，皮肤马上就变得生动。

4. 护发

洗发时，在头发上滴少许橄榄油，停留10分钟左右冲去，每周使用三次，可以达到滋润干燥发质的效果。

5. 护足

将海盐与橄榄油以2∶1的比例调配，充分按摩脚部后，再用毛巾擦干按摩，有明显效果。

6. 去纹

用一匙橄榄油擦于妊娠纹处，轻轻按摩，长期坚持，可去除妊娠纹，或使之变浅。

7. 护甲

用橄榄油按摩指甲，可以使指甲变得晶莹透亮，散发出自然健康的光泽（据说这也是从来不用指甲油的歌星邓丽君的小秘方）。

8. 防晒

烈日当头，橄榄油在防晒的同时，还能有效防止皮肤底层水分的蒸发。

9. SPA

用橄榄油作为基础油和精油搭配使用做家庭SPA：玫瑰2滴＋肉桂1滴＋橄榄油10毫升。

除此之外，金喜善还有一套全方位养颜秘方——睡得深，多喝水，多吃韩国泡菜，多吃水果。作为韩国的"美丽坐标"，金喜善对美丽有着深刻的理解："一个女人是否美丽，关键在于她是否拥有一颗真诚的心。那是一种由内而外散发出来的气质，是真正的美丽。"

美丽原理：橄榄油不仅是目前世界上最好的食用油，能降血脂，降胆固醇，预防多种癌症，还有非凡的美容功效。橄榄油富含不饱和脂肪酸以及各种维生素，极易被皮肤吸收，清爽自然，绝无油腻感，是纯天然的美容佳品，被称为"可以吃的护肤品"。尤其在防止秋冬皮肤干燥、去除眼角皱纹、光亮秀发、光洁皮肤方面，效果显著。

三、韩星美白大揭秘

1. 崔真实——西红柿美白大使

美白真言：西红柿是维生素C的仓库！

美白方案：每日喝1杯西红柿汁或者经常吃西红柿。

美丽原理：西红柿中含有丰富的维生素C，维生素C可以抑制皮肤内酪氨酸酶的活性，有效减少黑色素的形成，从而使皮肤白嫩，黑斑消退！

2. 崔智友——珍珠粉美白信徒

美白真言：珍珠粉面膜打造珍珠般皮肤。

美白方案：将一些珍珠粉与少量的牛奶及蜂蜜混合调匀。洁面后均匀敷在脸上并进行按摩，20分钟后洗净。

美丽原理：珍珠粉富含美白因子，长期使用自制的珍珠粉面膜可使肌肤如珍珠般洁白而富有光泽。

3. 金南珠——矿泉水美白教主

美白真言：我最崇尚最简单实用的矿泉水美白。

美白方案：将健康的天然矿泉水装进带有喷雾喷头的瓶子里，随时可直接喷在脸上，再用手轻轻拍打。

美丽原理：纯天然矿泉水富含偏硅酸，在为皮肤补充水分的同时，偏硅酸被充分吸收，从而增加皮肤弹性，加速黑色素沉淀排出，增加皮肤白亮光度。

4. 宋惠乔——鸡蛋美白小公主

美白真言：你不知道经济又好用的鸡蛋美白法吧？

美白方案：将新鲜鸡蛋一枚与蜂蜜一小汤匙搅和均匀，临睡前将其刷在面部，按摩10分钟，待一段时间风干后就清水洗净，每周两次为宜。

美丽原理：蛋清可以刺激皮肤细胞，促进血液循环，有效修复面部肌肤损伤。蛋黄含有丰富的卵磷脂、甘油三脂和卵黄素，是很多美白产品中必须含有的元素。

5. 蔡琳——洁面美白掌门人

美白真言：美白自然离不开洁面这个关键的步骤。

美白方案：开水自然冷却到20℃～25℃时清洁面部，接着用刚刚煮熟的米饭蒸汽来蒸脸。

美丽原理：20℃～25℃的水质与皮肤细胞内的水十分接近，因此更能透到皮肤里，自然蒸汽可以扩张毛孔，方便清洗毛孔内的污垢，皮肤清爽干净自然就洁白剔透。

6. 张娜拉——汤水美白小精灵

美白真言：妈妈的汤水是最贴心的美白品。

美白方案：银耳25克，红枣15克，陈皮6克，鸡蛋1个，冰糖适量。先将红枣去核与银耳同煮30分钟，然后放入陈皮，再煮10分钟，加冰糖打入鸡蛋搅拌即可食用。

美丽原理：以上材料都有养颜美肤、去皱纹、消色斑的功效，经常食用可以使皮肤白嫩、细腻、富有弹性。

7. 全智贤——双氧水美白女主教

美白真言：没想到双氧水也能美白吧！

美白方案：将脸洗净后，用干净的手帕或者毛巾蘸上30%的双氧水敷于面部，每次3～5分钟，每日1到2次，连用7到10天，效果会非常好。

美丽原理：双氧水是很多美容产品里含有的成分，但是注意，它有一定的刺激性，不可过量使用。

8. 金喜善——西瓜美白使者

美白真言：全面利用美容圣品西瓜。

美白方案：西瓜汁是必备的美白饮品。榨汁剩余的西瓜皮可以用其轻轻按摩面部，然后再用清水洗净。

美丽原理：喝西瓜汁可以促进皮肤吸收水分，营养美白。西瓜皮具有促进人体皮肤新陈代谢的功能，能舒展皱纹，使皮肤细腻、柔韧、有光泽。

9. 李英爱——红茶美白新领袖

美白真言：红茶面膜滋补美白。

美白方案：将红茶与红糖加水煎煮片刻，冷却至37℃～40℃，加入面粉调匀，涂在脸上，15分钟后洗净。

美丽原理：红茶中的茶素能使皮肤白皙，红糖具有滋润功能。

10. 金素妍——草莓美白代言人

美白真言：想要拥有草莓一样诱人的肌肤，一定不要错过草莓奶液。

美白方案：将50克草莓捣碎以双层纱布过滤，汁液混入鲜奶中，搅拌均匀后将汁液涂抹在脸上并加以按摩，15分钟后以清水洗净。

美丽原理：草莓具有保湿及促进肌肤新陈代谢的功效。使用草莓汁液既能美白，滋润皮肤，更具温和的收敛作用。

四、国内外明星的美容法则

1. 麦当娜：衣食住行有节制

作为赫赫有名的流行歌手和电影明星，她对自己的衣食住行是很有节制的。其主要食物是蔬菜和米饭、水、水果和蔬菜汁。她睡眠充足，起床后总要做一小时体操，然后用早点，再跑步1. 5公里，她宣称从未沾过毒品和安眠药。

2. 简·方达：少用化妆品

她不但两次获得奥斯卡最佳女演员奖，还被公认为健美女王，她创造的“简·方达健美操”已驰名全球，她对化妆的见解也有独到之处：“少用化妆品对身体有好处，我平时很少用化妆品，但我注意眼部的化妆，我本人不喜欢浓妆。我认为男人其实并不喜欢女人的浓妆艳抹。”

3. 吉娜·洛勃丽季达：“毛孔开关法”

这位意大利著名影星曾以《巴黎圣母院》中的吉卜赛女郎爱丝米拉达而得到过亿万观众的称赞。她美容的方法很独特，自称为“毛孔开关法”。吉娜说：“我平时用橄榄油除去脸上的化妆品，用热毛巾使毛孔张开，并清洗干净，然后用冰块和冷水敷面使毛孔闭合，这是一个简单的护肤法。”

4. 斯蒂芬·鲍尔斯：自调混合化妆品

这位著名影星说：“我最喜欢的美容品是一种商店里买不到的化妆品。我的做法是将一份咖啡冰淇淋和两份蜂蜜搅在一起，把皮肤洗干净后，均匀地涂上这种混合物，如果有可能的话，躺下来休息20分钟，使其干燥。这样可使皮肤光泽、柔软，然后用温水把涂在脸上的东西洗掉。”

5. 伊丽莎白·泰勒：冷热法加薄荷油

她虽已年过六十，依然美艳动人、容光焕发，她保护面容的方法是：把热毛巾敷在脸上和脖子上，待皮肤发红后，涂上一层薄荷油，15分钟后把这层油擦掉，再用冷水洗脸，这样可以保持皮肤的韧性和容颜的美丽。

6. 张曼玉：油炸及一切厚味食品都退避三舍

张曼玉对饮食极其讲究，她对油炸及一切厚味食品都退避三舍，而尽量选择清淡、新鲜的口味，这是她择食的原则。她对容易使人发胖的巧克力、冰淇淋都避而远之，她的午餐常选择果汁、水果或一小块三明治，或许因为如此，她的体型一直保持得那般玲珑、纤细。

张曼玉对睡眠毫不含糊，她对熬夜造成的伤害是尽量避免的，同时，她在任何时候睡眠都要求保持空气畅通，其目的是为了让皮肤能充分地呼吸。善于为自己塑造多种造型的张曼玉，十分注重皮肤的清洁，除了卸妆必须使用深入清洁的乳液外，日常清洁只用洗面液和清水。

7. 陈慧琳的天然食物美容法

香港歌影广告三栖红星陈慧琳，天生丽质兼身材高挑，更拥有天生细腻的皮肤和乌黑秀发。在保养方面，陈慧琳有自己的独特方法。她很重视每天的基本护理：早、晚洗脸。搽化妆水、乳液，从不偷懒。她还充分开发了许多生活用品的美容功用，有许多都很有效。

（1）饭、面蒸脸法

用刚刚煮熟的米饭蒸气来蒸脸，可以扩毛孔，方便清洗毛孔内的污垢。而经过陈慧琳改良，用方便面蒸脸也是好方法。陈慧琳有时拍戏疲倦了，就用这种方法提神。

（2）青瓜、柠檬、西瓜涂脸法

青瓜和柠檬皆有漂白作用。将它们切片涂脸，可以消除疲劳，令脸上的斑点变淡。另外，西瓜片可以用来洗脸。

（3）米醋、淘米水洗头法

陈慧琳坚持用干净的淘米水来冲洗头发，这样可以使头发充分吸收里面的营养，更加柔顺亮泽；在水里加一点醋也有很好的效果。

美丽原理：每个人都有自己的美容习惯，而且每个爱美的女人都认为自己的习惯是最正确的。其实，生活中有很多习以为常的美容习惯在科学上是不成立的，只有运用正确的美容方式保养皮肤，才能保持皮肤永远健康白皙。下面是生活中的几个良好的美容习惯：a. 饮水。水是营养吸收的重要媒介，水分充足则皮肤丰腴、润滑、光泽，富有弹性，并能加速将脂肪化解为热量而消胖减肥。所以每天最好饮水1600毫升，以白开水为主。b. 少吃盐。过多的盐分进入体内可抑制碘、硒等微量元素的活力，破坏皮肤胶质，降低激素分泌机能，导致皮肤变黑或干燥，产生黑色素。c. 勤洗脸。早晚、体力劳动或体育活动及野外归来，都要用柔软、细腻的毛巾洗脸，选用多脂皂或碱性弱的洗浴剂，水温以25℃左右最佳，其顺序应自下而上，这样才能保持眼睑部皮肤的紧张度，推迟眼袋、鱼尾纹的出现。

五、美女明星美容“私家偏方”

1. 精油镇痛

古希腊人喜欢在沐浴后，在身上涂上香精油，而且经常用香精油擦拭胸部和心脏所在部位，他们认为令人心旷神怡的气味能起到镇痛作用。

精油是高分子、高渗透的东西，10秒钟左右就可以渗透到血管和淋巴循环系统，起到滋润皮肤和镇痛的作用。薰衣草精油可以舒缓、放松我们疲劳的身体和神经；迷迭香精油对关节疼痛有很好的舒缓效果；而精油涂抹在身上，还能起到抗菌、抗病毒的作用，效果非常好。洗完澡后，用精油涂抹在身上，轻轻地按摩，帮助精油逐渐渗透到皮肤中，或是将精油滴几滴在水中，洗脸或沐浴都可以。

美丽原理： 精油是以特定种类的植物，经过特殊的提炼方法而得到带有香味、具有挥发性的植物精油，由于精油挥发性高，且分子小，很快被人体吸收，并迅速渗透人体内器官，而多余的成分再排出体外。而植物本身的香味也直接刺激脑下垂体的分泌，酵素及荷尔蒙的分泌等，平衡体内机能。精油高浓缩、高挥发、高渗透性、不溶于水，可溶于油脂、酒精等有机溶剂；且分子小，对光敏感，不油腻。植物精油的挥发性很高，所以在处理或使用时要非常小心，挥发速度也因各种植物而异。

2. 牛奶浴

埃及艳后克利奥帕特拉有着令人难以抗拒的美貌和风情万种的仪态。据说，她特别喜欢洗牛奶浴，这能使她的皮肤细腻、柔嫩、光滑。女星亚斯米亚·菲拉丽仿效她，至少每星期洗一次牛奶浴。

洗澡水在加入牛奶后，会变得非常柔和，而牛奶除了能保湿，还能起到紧肤、收敛的作用。如果起床时发现眼睛或身体浮肿，冲个牛奶浴可以消肿；睡觉前泡个牛奶浴还会让身心放松，促进睡眠。

不过，泡牛奶浴的水温以40℃～60℃为宜，水太凉，毛孔不容易打开，水太热又会破坏牛奶的营养成分。在适合的温度中把牛奶拌匀，泡上20分钟左右就冲干净，如果时间太长，牛奶水中的细菌就会对皮肤形成伤害。

美丽原理： 营养丰富的牛奶遇热后，会促进面部血液循环，加快新陈代谢，坚持一段时间就会感到脸上红润、光滑、白嫩。

3. 芳香醋

芳香醋疗是比较风行的美容方法。虽然大家都知道，吃醋对我们的健康特别有好处，可以减肥、可以软化血管，但是现在醋已经开始外用美容了，国外有不少明星美女都把醋“糊”在脸上来嫩肤。

此外，把生鸡蛋放在醋里浸泡，把蛋皮都泡碎捞出来，然后用浸了醋的蛋液做面膜或洗脸，皮肤会变细腻。

美丽原理：醋里的大量维生素抗氧化剂能促进新陈代谢，美白杀菌，淡化黑色素，迅速消除老化的角质，补充肌肤养分和水分，还能促进血液循环，缩小粗糙的毛孔，抗氧化。特别适合日晒后的皮肤，皮肤粗糙、出油、发黄、色素沉淀等问题，都能有效解决。

六、人气女明星美发秘招

1. 蔡依林护发秘招

（1）选择洗发水

要针对自己的头发问题选择相应的产品，也就是仔细地阅读产品成分，蔡依林有个“独家”标准：如果是直发，选择含有氨基酸的护发产品，它能深入头发内部，帮助自然形成健康的头发组织；如果是卷发，选择含有珍珠胶原蛋白复合物的产品，它能使卷烫时受损的头发维持柔软的弹性；如果是有头屑的头发，含有ZPT成分（一种被应用于皮炎治疗的高效杀菌剂，所以不适宜经常使用，一周一次即可）的洗护发产品可以有效去除头屑。

（2）将头发护理化繁为简

如果实在没时间，蔡依林会特别注重精华的补充，白天可以选择一些日间使用的精华凝露，保护头发免受空气污染和阳光照射引起的伤害，这些“营养美食”有的也具有一定的保湿作用。晚上睡前可以使用夜间精华凝露，加速头发自然修护。

（3）旅行时该带的护发品

蔡依林的回答是——发膜，因为它就像护肤品中的精华素，在洗发之后用发膜轻轻地按摩头皮和头发，能将高纯度的营养成分注入发丝。

正确使用发膜的步骤为：a. 洗净头发；b. 用湿毛巾将头发的水吸干，直到不再滴水；c. 取适量发膜，均匀地从发根向发梢涂抹；d. 用指腹轻轻按摩头发；e. 将头发盘起，并包裹上保鲜膜；f. 戴上加热帽，或者用电吹风均匀加热10~15分钟。

2. 郭晶晶护发心得

作为跳水运动员，郭晶晶的很多时间都是在泳池里泡着，而水里的消毒成分在确保水质清洁的同时也影响了她的发质。因此，每天训练过后，她都要很仔细地打理自己的头发，通常会先用欧莱雅干性修护洗发水把头发彻底清洗干净。当然，仅仅用洗发水是不够的，因为那会令头发变涩、不易梳理，所以郭晶晶每次还要将欧莱雅同系列的护发素轻轻揉在洗净的发丝上，感觉头发很快变得顺滑起来。每半个月，她都会去美发店做一次深层焗油护理，为头发补充足够的养分。

3. 丁咛护发方法

在演艺圈，自出道以来，丁咛始终留着一头羡煞旁人的柔顺长发，就连给丁咛做过发型的美发师也都夸赞她的发质好，可塑性强。下面是她的护发心得：

（1）首先要选对洗护头发的产品，她个人偏爱力士洗发水或海飞丝洗发水，搭配沙宣深层水养护发素来使用。

（2）再均匀抹上飘柔一分钟焗油膏，等5分钟后洗净头发就可以。如果是刚染过的头发，那最好立即做焗油护理，呵护受损头发，让头发尽快恢复原来状态。

（3）平时则可以两周去美发店做一次深层护理。

4. 大S护发四部曲

（1）在洗头发的时候，一定先要用指腹按摩头皮；接下来就要将头发彻底的洗两次，第一次洗头皮，第二次洗发丝。如果是油性头发，洗头皮和洗发丝还需要用两种不同的洗发水；洗完头之后还要把头发分成三边细心地用宽齿扁梳慢慢梳开。

（2）准备一把圆头梳，圆头梳是专门用来按摩头皮的，只有好好地按摩，头皮才会健康，不掉发。

（3）吹头发也不能马虎。如果常让头发自然干，刚开始会觉得头发非常柔顺，久而久之发质会变得又扁又塌。所以她坚持洗完头之后，一定要把整个头发吹到全干。对于吹风机，大S也有严格的筛选：第一种是恒温吹风机，它会维持一定温度，不会烫到头皮；还有一种被她称为“拥有神奇魔力的吹风机”，用它一边梳一边吹头发，头发会变得很直很亮且不会起毛。

5. 全智贤教你养出一头秀发

（1）洗头发的方法

随着年龄的增大，发质会越来越失去润泽与弹性，如果你的头发还齐腰，那就不能只怪年龄了。因此在洗发之前先从根部开始轻轻梳理，适当刺激头皮，之后用洗发露洗两遍。（如果只是为了洗干净的话，建议不要使用2合1洗发露。）第一次洗长发，第二次则为了洗去头皮的皮脂等物质。

（2）平时习惯

禁止习惯性抓挠头皮（特别是有手指甲）或用手指常摸头发等动作。如果想抓挠头发的时候，用梳子从根部开始轻轻梳。还有，如果没有特别的理由，不扎头发也是保护头发的一种习惯，尽量披发。外出时，如果打啫喱或摩丝的话，当天一定要洗头，因为保护头发最重要的一项工作就是清洁。

美丽原理：阳光中的紫外线会破坏头发中的蛋白质链状结构，表皮毛鳞镜片翘起后会令发丝表面枯燥、脆弱、易断、没有弹性。所以，为肌肤做完防晒后，别忽略了三千发丝的防护！

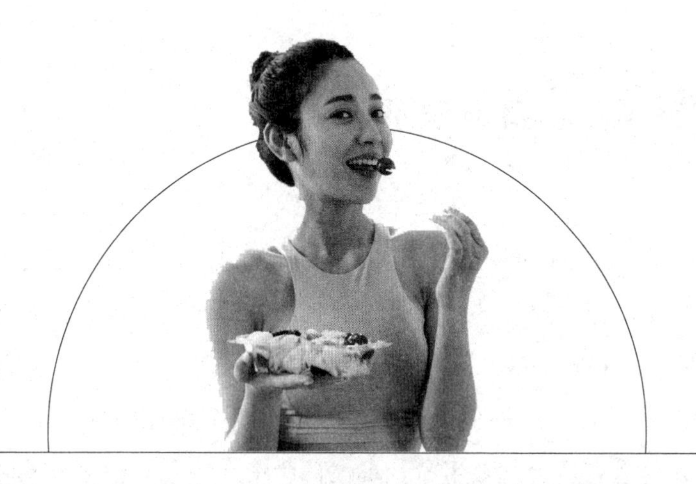

第十一章　美丽女人必须遵守的美容禁忌

女人美化美好的人生从美容开始，但人们只追求美容的方法是不够的，更多的要注意哪些美容方法是适合自己的，哪些美容方法是不适合自己的。

一、“自虐”瘦身方法不可取

1. 减肥错误之——纯吃肉（代表人物：凯瑟琳·泽塔·琼斯）。其产后成功恢复“魔鬼身材”的秘密是吃肉减肥，即每餐可以大鱼大肉，但是碳水化合物（如谷物、米、面等）则绝对忌口。

营养专家指出，人是杂食动物，如果只是单纯吃一样，势必会损害身体健康，严重者还会危及生命。现代社会中在“吃饭会使人发胖”的错误营养观指导下，光吃菜、不吃饭的人越来越多。其后果是，人提不起精神，注意力不集中。按照科学标准每人每天碳水化合物摄入量，不能低于膳食总热量的55%，至少为300～400克。

2. 减肥错误之——穿塑身内衣睡觉（代表人物：大S）。大S强烈推荐穿调整型的美体内衣：包括束腹、马甲、下半身束裤。

说穿了，这种“美体内衣”的构造并不复杂，就是将身体内的脂肪进行暂时“移位”。一旦压力消除，身体则立刻恢复原样。长时间穿这种紧绷的“美体内衣”后，会妨碍女性正常的呼吸和运动。此外，女性的腹部有许多重要脏器，长期压迫会产生不良后果，容易出现全身血液流通不畅和新陈代谢不良。更可能影响皮肤的汗液排泄，引发皮肤病。塑型内衣白天可以穿，在晚间就要解下，给身体以很好的呼吸。其实，在白天用内衣可以很好地托出丰满胸部，其他部位还是用运动和饮食疗法更加科学。

3. 减肥错误之——一年激瘦36公斤（代表人物：郑欣宜）。一个103公斤的“胖妹”，一年中减掉三分之一的体重。成功的减肥经历让17岁的郑欣宜成为焦点人物。而众多追星族不但熟读书中的60篇减肥日记，还将她的个人减肥菜单奉为“宝典”。这位明星的基础体重确实偏高，但一年减36公斤，速度实在太快了！一味求快的结果，除了会造成体重反弹外，还易导致营养不良、内分泌失调乃至全身器官衰竭。因迅速减肥导致死亡的例子也不是一个、两个了。更令人担心的是，这位主人公还未满18岁，身体发育还未成熟，“立竿见影”式的后果等于是用她今后的健康换取眼下的苗条。

4. 减肥错误之——早饭只吃果汁（代表人物：刘嘉玲）。刘嘉玲年近四十，依然充当香港纤体代言人。据说她的减肥妙方就是早上只喝一杯果汁，用苹果、番茄、葡萄、柚子轮换着充当每天早餐的主食。

早饭是一天三餐中最重要的一顿。早饭犹如进补，对人体很重要。因为经过夜晚近10小时的消化，此时人需要大量的能量来补充。长期以果汁代替早饭，久而久之会产生营养不良。

美丽原理：“追星族”眼见自己的偶像拥有天使脸蛋、魔鬼身材，自然纷纷效仿。明星不是美容、减肥专家，其中不少“绝招”过于极端，可能危害身体健康。

二、摒弃非科学节食减肥

对于很多人来说，要一星期做几次运动实在十分困难，于是许多人宁愿选择节食，甚至不吃早餐、吃代餐、高纤餐、低淀粉餐等招招出齐，样样试全，但体重减轻不足数天，就打回原形，甚至有继续上升的趋势。

1. 不吃早餐容易过度饥饿

不吃早餐，照道理应该会减少热量摄取，但其实无论为了健康和保持体形也好，早餐都不能不吃。这样只会令自己整天没有精神应付工作，而且消耗热量的速度也较慢；加上肠胃处于饥饿状态，到中午时分就会格外肚饿，午餐就不自觉地吃得多，甚至比吃足三餐时更多。

而当肠胃处于饥饿状态，吃下的又会吸收得格外好，热量摄取多了，又会被身体所贮存，成为脂肪，实在得不偿失！所以保持体形人士应保持每日三餐定时，吃七成饱便好了，那就能自自然然减肥。

2. 饮菜汤缺乏营养

连续几日只喝菜汤、吃汤渣，只是吸取水分和小量营养素，热量和营养有限，体重当然会下降。但即使能容忍只吃某几种食物的厌倦感，过少的分量也会令身体产生饥饿感，令人难以忍受，严重的更会引发暴食症或厌食症，后果不堪设想。由于过度节食，当停止饮汤吃正餐，很可能会忍不住放肆大吃，这样就会前功尽弃。总观来看，饮菜汤不是长远的减肥方法，长期饮用会缺乏营养，影响身体机能，采用前要三思！

3. 戒淀粉质易伤身

这个方法的原理是透过戒吃淀粉质和含糖食物，将血液中的葡萄糖减低，发出信息令身体分解脂肪，以提供热量维持新陈代谢，所以能达到消减脂肪之效。但相对也会带来不少问题，例如会令身体的酸碱不平衡，影响细胞功能；而吃太多肉又会令身体摄取过高饱和脂肪和蛋白质，增加患心血管疾病的机会，同时又会增加肾脏和肝脏的负担，长期食用更可能导致骨质疏松等病症。此外，这种饮食方法营养又不均衡，缺乏多种维生素和矿物质，危险性颇高，不能长期使用。

4. 吃代餐不饱易狂吃

代餐的热量较低，以之代替正餐，就能大大减低每天的总热量，达到减肥功效。但吃后很多时候得不到饱足感，以致晚餐食量大增，往往达不到预期效果。代餐总不能长时间吃，因为代餐所提供的热量远低于每日所需，长此下去会导致体力不足和营养不良；身体会动用储存起来的热量，令脂肪酸消解得太快，会影响新陈代谢，使尿酸升高，引发痛风症；更会令身体的酸碱度不平衡，后果严重。一旦停止吃代餐，体重又会迅速回升，大起大落，对身体必会构成不良影响。

美丽原理：采用节食的方法减肥，如能在严格的医护监理下循序渐进地进行并能持之以恒，当然可以收到明显的效果。但是如果节食不当，减肥的过程中或减肥之后也会出现许多不良反应。调查表明，非科学节食减肥容易引起胆结石，且节食越久胆结石的危害越大。

三、专业护肤的几种错误认识

1. 按摩时间越长越好

准确地说，按摩时间以10～15分钟为宜，过长不仅对皮肤无益，反而会令皮肤肌肉产生疲劳，导致肌肉下垂，皱纹出现。若是敏感皮肤，过度按摩会使皮肤表层温度提高，循环加速，令敏感程度加剧；刚清洁过的暗疮性皮肤尤其要“节省”按摩时间，否则可能导致皮肤炎症的扩散。

2. 护理手法轻重以自己喜好为准

有些人在做皮肤护理时，会以自己的喜好作为手法轻重的标准，这是不对的。从专业角度来说，护理手法的轻重要根据皮肤的需要，而不是根据自己喜好的需要。

敏感性皮肤、毛细血管扩张明显性皮肤、暗疮性皮肤以及孕妇在接受美容保养护理时，护理手法的力度都不宜过重，要缓而实，轻而柔，避免因不当的护理手法导致皮肤产生不适。

国际上提倡护理手法要以舒缓、轻柔为主，主张要运用节奏、韵律达到促进面部血液循环，令皮肤放松，以达到使营养充分吸收的目的。

3. 面膜在皮肤上停留的时间越长越好

面膜在皮肤表面停留时间的长短与其种类有关。一般而言，乳状面膜可留在脸上，让其渗入皮肤，但对于大多数面膜产品，注意看它所推荐的敷用时间非常重要。油性皮肤宜选择敷用后在脸上成型的面膜，可以整张揭下，揭下时，面膜有一定的湿润度，表明敷用时间适度；干性肤质选用的面膜则不宜凝结，涂敷后，最好在指定的时间里轻柔地抹去。

4. 美容时聊天无碍美容效果

常有些人在做美容时，尤其是做面膜时聊天或打电话，以为这样对美容效果没有影响，其实这种观念是错误的。做美容护理时最佳的放松方式是进入半睡眠状态，这样皮肤能够充分吸收产品中的营养成分，若精神过度兴奋，面部肌肉一直处于不平静状态，会使营养吸收状况大打折扣。另外，多数面膜含有塑型作用，如在做面膜时讲话，还容易造成面部皱纹的产生。

5. 果蔬直接抹脸

不可否认，果蔬中的营养元素，如维生素E、绿茶酚等确实能起到美白、祛斑、柔嫩肌肤的作用，但其含量甚微，远远不及正规面膜产品中所添加的。即使量够，敷在脸上，汁液与空气直接接触，也会很快被氧化，造成大多数营养元素的流失。此外，对于肤质敏感的人来说，果蔬中的一些纯天然成分，也许会让皮肤“很受伤”。尤其是易患荨麻疹、皮肤湿疹或支气管哮喘等过敏性疾病的人，使用果蔬面敷更应谨慎。以下几类就需要特别注意：

（1）刺激性果蔬，如柠檬、草莓、菠萝等。虽然它们含具有美白功效的维生素C，其中的鞣酸、果酸、植物蛋白酶等成分还能起到剥脱角质的作用，但这类果蔬酸性很强，敏感性皮肤的人不能将它直接贴于皮肤表面，否则会对肌肤造成很大刺激，出现干疼、发红等症状。

（2）光敏性果蔬，如柑橘、柠檬、芒果、菠萝、芹菜、菠菜、芦荟等。由于其中含有光敏性物质，敷完后遇到阳光，会发生日光过敏反应，从而导致光敏性皮炎，引起局部红肿、丘疹、水疱等反应。

（3）过敏性果蔬，如芒果、桃子、芦荟等。其中所含的某些物质容易刺激肌肤，导致过敏，更应注意。对于实在想在家做果蔬面膜的女性，掌握以下几个小窍门，也许会有所帮助：第一，用前最好先在自己手臂内侧试一下，看看有无过敏反应；第二，由于新鲜果蔬中的多种维生素和“美容因子”是水溶性的，不能通过皮肤直接吸收，所以，调制面膜时，不妨添加一点奶油、植物油或蜂蜡，使面膜的脂溶性变强，帮助皮肤吸收；第三，使用柑橘、柠檬等光敏性果蔬做面膜时，最好选在晚上，这样能避免光线对皮肤的伤害；第四，做面膜时，可以在其中添加适量蜂蜜，蜂蜜是强有力的抗氧化剂，同时扮演着保湿剂的角色，还能增加面膜黏稠度；第五，由于果蔬护肤品材料新鲜，最好即做即用，每次敷在肌肤上的时间不要超过20分钟，敷后要及时用温水清洗掉。

美丽原理：在皮肤护理的过程中，如果形成了错误的护肤观念，会使您的皮肤护理劳而无功甚至产生后患，正确的护肤观念才能事半功倍！

四、提高认识，走出饮茶的误区

1. 餐前餐后饮茶“助消化”

事实上，饭前饮茶会冲淡唾液，使饮食无味，还会暂时使消化器官吸收蛋白质的功能下降；饭后立即饮茶，由于茶中鞣酸可使食物中的蛋白质、铁质发生凝固作用，会影响人体对蛋白质和铁质的消化吸收，于身体不利。

2. 浓茶“醒酒”

有人认为，酒后喝浓茶，有“醒酒”作用，这是一种误解。因人们饮酒后，酒中乙醇经过胃肠道进入血液，在肝脏中先转化为乙醛，再转化为乙酸，然后分解成二氧化碳和水经肾排出体外。而酒后饮浓茶，茶中咖啡碱等可迅速发挥利尿作用，从而促进尚未分解成乙酸的乙醛（对肾有较大刺激作用的物质）过早地进入肾脏，使肾脏受损。

3. 品新茶“心旷神怡”

新茶是指摘下不足一月的茶，这种茶形、色、味上乘，品饮起来确实是一种享受。但因茶叶存放时间太短，多酚类、醇类、醛类含量较多，如果长时间饮新茶可出现腹痛、腹胀等现象。同时新茶中还含有活性较强的鞣酸、咖啡因等，过量饮新茶会使神经系统高度兴奋，可产生四肢无力、冷汗淋漓和失眠等“茶醉”现象。

4. 饮茶会使“血压升高”

茶叶具有抗凝、促溶、抑制血小板聚集、调节血脂、提高血中高密度脂蛋白及改善血液中胆固醇与磷脂的比例等作用，可防止胆固醇等脂类团块在血管壁上沉积，从而防冠状动脉变窄，特别是茶叶中含有儿茶素，它可使人体中的胆固醇含量降低，血脂亦随之降低，从而使血压下降。因此，饮茶可防治心血管疾病。

5. 茶医百病

有人认为，茶不仅是一种安全的饮料，也是治疗疾病的良药。殊不知，对有些病人来说，是不宜喝茶的，特别是浓茶。如神经衰弱者、甲亢患者、肺结核等患者，浓茶中的咖啡碱能使人兴奋、失眠、代谢率增高，不利于休息；浓茶中咖啡碱还可使高血压、冠心病、肾病等患者心跳加快，甚至心律失常、尿频，加重心肾负担；咖啡碱还能刺激胃肠分泌，不利于溃疡病的愈合；而茶中鞣质有收敛作用，使肠蠕动变慢，加重便秘。此外，喝浓茶还会使人体对铁质的吸收量减少50%，日久可致缺铁性贫血。

美丽原理：茶为世界三大无酒精饮料之一，不同国家、不同肤色、不同阶层的人都喜欢它，尤其在夏季，饮茶的人、饮茶的量都相应增加，这不仅是因为茶可以提神、消暑、解渴、解毒，更主要的是茶对人体具有营养、保健及防病治病的作用。据研究，茶含有600余种化学成分，其中有五大类营养素和具有多种药效的茶多酚、咖啡碱等。然而，在日常生活中，饮茶也有误区，若认识不足，一入误区，不仅无益，反而给健康带来隐患。

五、戒掉不良饮食习惯

许多饮食方法常常会导致体重增加甚至引起消化疾病，下面是七种最差的饮食方法，在日常的工作和生活中应尽量避免。

1. 吃东西太过匆忙

科学家们做过这样一个实验：当研究人员要求参与者迅速吃下一大盘意大利面时，他们发现这些人平均在9分钟之内摄入了646卡路里，而那些被要求慢慢享受的人则平均在29分钟之内摄入了579卡路里。此外，匆忙就餐还导致消化不良以及胃痛。

2. 在屏幕前吃东西

无论是在电脑还是电视机屏幕前，边吃东西，边长时间沉迷于网络或电视节目将大大增加无意识的饮食。

一些主要研究机构的研究人员发现，看电视是导致肥胖的一个危险因素。边吃东西，边看电视会带来双重危害：它会增加无意识的饮食并占用了那些用来进行消耗热量的活动时间。

3. 在昏暗中吃东西

美国的一项研究发现，那些热衷于暴饮暴食的人往往喜欢在灯光昏暗的环境中就餐。研究人员认为，在吃饭的时候，昏暗的灯光会减少人们的害羞感。

4. 吃东西嚼得太少

大量的研究表明，充分咀嚼食物有助于消化并防止腹胀和胃痛，当未经充分咀嚼而吞下一大块食物时，这些食物就很难被充分分解。因为，食物经过充分咀嚼过后与唾液中的消化酶接触的面积就会增加。那么，怎样才算得上是充分咀嚼呢？一般来说，嚼上25次使食物呈现糊状最好。

5. 在餐馆里吃东西

大量的研究表明，经常性外出就餐与身体肥胖、脂肪增多以及其他身体指数增高有着密切的联系。研究人员发现，那些每周外出就餐6次到13次的妇女平均每天多摄入290卡路里的热量。

6. 在厨房里吃东西

站在电冰箱或者炉子前一边吃饭一边准备饭菜常常会在无意中增加人们摄入的卡路里。同样地，面对剩菜，人们所摄入的卡路里也会增加许多。“当一个勤俭节约的妈妈在饭后清理饭桌的时候，她常常会想到将这么多鸡块扔掉是一件多么可耻的事情啊”。于是，她就开始吃这些鸡块了，于是增加了所摄入的卡路里。

美丽原理：不良饮食习惯对人体健康的危害是不容忽视的。营养素的摄取除了受饮食调配不当、烹调制作不合理的影响外，还和不良的饮食习惯有关。

六、校正素食者的健康误区

素食不等于健康，因为素食也需要明智选择才能有效降低慢性病的风险。下面就来看看素食者都有哪些营养误区。

1. 油脂、糖、盐过量

由于素食较为清淡，有些人会添加大量的油脂、糖、盐和其他调味品来烹调。殊不知，这些做法会带来过多的能量，精制糖和动物脂肪一样容易升高血脂，并诱发脂肪肝，而钠盐会升高血压。很多人还忽视了一个重要的事实：植物油和动物油含有同样多的能量，食用过多一样可引起肥胖。

2. 吃过多水果并未相应减少主食

很多素食爱好者每天三餐之外，还要吃不少水果，但依然没有给他们带来苗条。这是因为水果中含有8%以上的糖分，能量不可忽视。如果吃半斤以上的水果，就应当相应减少正餐或主食的数量，以达到一天当中的能量平衡。除了水果之外，每日额外饮奶或喝酸奶的时候，也要注意同样的问题。

3. 蔬菜生吃才有健康价值

一些素食者热衷于以凉拌或沙拉的形式生吃蔬菜，认为这样才能充分发挥其营养价值。实际上，蔬菜中的很多营养成分需要添加油脂才能很好地吸收，如维生素K、胡萝卜素、番茄红素都属于烹调后更易吸收的营养物质。同时还要注意，沙拉酱的脂肪含量高达60%以上，用它进行凉拌，并不比放油脂烹调热量更低。

4. 只认几种“减肥蔬菜”

蔬菜不仅要为素食者供应维生素C和胡萝卜素，还要在铁、钙、叶酸、维生素B_2等方面有所贡献。所以，应尽量选择绿叶蔬菜，如芥蓝、绿菜花、苋菜、菠菜、小油菜、茼蒿菜等。为了增加蛋白质的供应，菇类蔬菜和鲜豆类蔬菜都是上佳选择，如各种蘑菇、毛豆、鲜豌豆等。如果只喜欢黄瓜、番茄、冬瓜、苦瓜等少数几种所谓的“减肥蔬菜”，就很难获得足够的营养物质。

5. 该补充复合营养素时没有补

在一些发达国家，食物中普遍进行了营养强化，专门为素食者配置的营养食品品种繁多，素食者罹患微量营养素缺乏的风险较小。然而在我国，食品工业为素食者考虑很少，营养强化不普遍，因此素食者最好适量补充复合营养素，特别是含铁、锌、维生素$B_1$2和维生素D的配方，以预防可能发生的营养缺乏问题。

美丽原理： 虽然吃素有很多好处，如素食中含有丰富的纤维素，可减少患便秘、直肠癌、胆结石、痔疮的机会，但吃素方式不正确、烹调不科学时，吃素就不利于健康，甚至还会引起某些疾病。从营养学的角度来看，素食和动物性食物都可以提供丰富的营养成分，但素食在营养成分方面有一些缺陷，例如素食中所含的蛋白质属于不完全蛋白质，不能提供人体所需的所有氨基酸，营养价值就差一些。为了避免这一缺陷，吃素者应注意食物搭配。如果是完全的素食者，可以通过多吃豆类制品，尤其是黄豆制品如豆腐、豆浆等，以提高素食的营养价值。如果不是完全的素食者，可以通过豆制品与牛奶、瘦肉结合来补充营养。

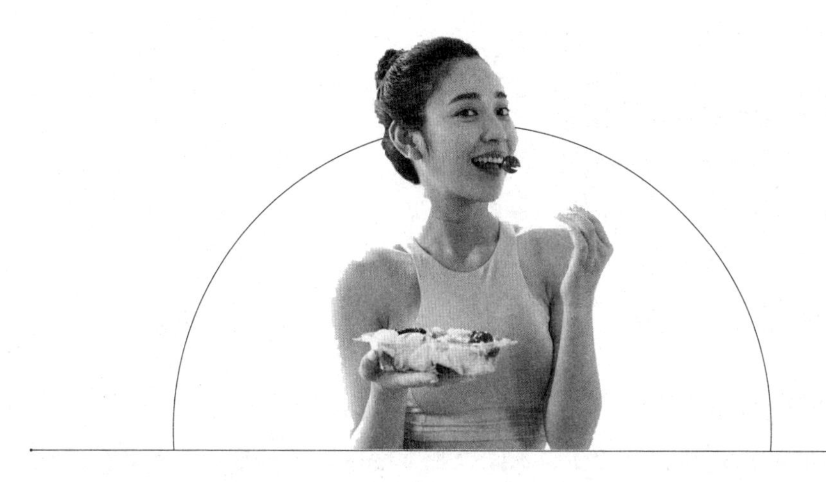

第十二章　特定情况下美容的注意事项

爱美是要付出代价的，因为在睡前、运动后、孕期、产后等特定情况下如果不注意美容时的禁忌，不但美容效果会大打折扣，还会对身体造成伤害，所以在爱美、装扮自己的同时有必要了解其中的一些注意事项。

一、睡前美容的注意事项

1. 睡觉前的美容常识

（1）妙用睡眠面膜

与一般敷15至20分钟的面膜不同，睡眠面膜着重补湿，其软化角质层功效不及快速的面膜，但养分及滋润度可媲美晚霜，因此可在睡眠前用于脆弱的唇部及眼部肌肤。睡眠面膜以维生素E、蜂蜜、玫瑰果精华等修护肌肤，提升水分，因此有些人喜欢在日间洗脸后敷睡眠面膜十分钟，亦可收“急救”之效。

（2）睡时束起头发

秀发会分泌油脂，睡眠时让秀发四散披面，会令暗疮增生，所以如果睡前没有洗发，应该以柔软的毛巾发饰束起秀发睡觉，以免让发上尘埃及细菌接触皮肤。如果睡前有洗头习惯，则可以让它们自然散落。

（3）睡前不宜涂指甲

不少女士爱利用睡前闲暇涂指甲，但美容专家建议，应于日间涂甲，让双氧水有足够时间挥发。

（4）睡觉前科学饮水

睡前喝水可以防止脑血栓、心绞痛等心血管疾病。可是有些书上说睡前喝水可以滋润肌肤，但有的也说睡前喝水的话，第二天就难逃水肿的命运，这不是互相矛盾吗？其实这是一个喝水的方法问题。护肤健美显然离不开水，多喝水可使皮肤滋润、水灵。喝水的次数，以每日4～5次为宜。不要等到口渴才喝水，缺水会使皮肤显得干枯、多皱纹、无光泽。早晨餐前饮水合适；饭后、临睡前不宜多喝，这除导致胃液稀释、夜间多尿外，还会诱发眼睑和眼袋水肿。睡前半小时可少量饮水。所以只有科学饮水才能滋润肌肤，而且不会诱发水肿的现象。

美丽原理：快速的工作方式和生活节奏，使都市人无暇关照自己。甚至当疲惫地躺在床上时，仍然得不到充分的休息。其实晚上挤出一点时间，从头到脚地重新打理一下自己，放松精神、放松心情，抛开一切重负，然后美美地睡上一觉，第二天醒来，镜中的你定会容光焕发，精神饱满。

2. 睡觉前的保养步骤

（1）沐浴——冲掉一天的烦躁与疲惫，脱去重重“包装”。经常沐浴浸泡身体，可预防皮肤病的发生，还能祛除死皮、补充水分，使肌肤滋润光滑。身体其他部位的肌肤可使用含矿物细沙、蜜蜡、杏仁油、硅藻土、维生素A、E等成分的身体磨砂膏，配合天然的琼麻浴巾、按摩擦等洗浴工具对肘部、膝盖、脚腕、足部等部位，进行按摩，使肌肤产生轻柔的磨砂感，彻底地清洁肌肤。

沐浴后去除了污垢、死皮的肌肤尤为娇嫩，一定要使用润肤露加以保护。可以用具有防晒作用的芦荟润肤露，或针对敏感肌肤的椰子润肤露，以及适合任何肌肤的麝香、桃沐浴露。做完了全身的放松沐浴后，就该对身体的一些特殊部位做特别的护理。

（2）脸部保养。基本功是“脸要洗干净”！睡觉前一定要把脸洗干净，这样肌肤的修补功能才能完全发挥。

先用温热的清水浸湿双颊，然后将洁肤乳挤在手指肚上，揉出泡沫后，在面部以按摩的手法轻轻画圈，并在眼窝、鼻翼、耳后等不易清洁干净的部位多按摩几下，再用面巾纸或温水轻轻拭去。有的朋友在清洁肌肤后，喜欢用蜂蜜加白醋稀释再清洁一次，这也不失为一种天然保养皮肤的秘方。在清洁面部的短短几分钟内，既有效地清除了污垢，调理了肌肤的酸碱平衡，收缩了毛孔，又因其所具有的舒缓、滋润作用的天然植物精华及具有保护作用的天然抗氧化剂，能帮助肌肤抵挡游离基的侵害，带给肌肤以自然亮丽、清新且充满活力。

脸部清洁后，以收敛化妆水轻拍，抹上晚霜，同时排定固定时间一周敷2～3次的面膜，这样脸部保养动作就算完成。

（3）唇部保养。睡觉时可涂上较厚一层护唇膏，醒来后双唇就会保持柔软不干燥。当嘴唇脱皮时，可以婴儿油擦上，以螺旋状的按摩方式将皮屑去除，再涂上护唇膏；或用保湿面膜贴在唇部10分钟，对唇部脱皮有很好的改善效果。

（4）眼部防浮肿。晚餐避免摄取盐分及酒水，以免晨起时面部及眼睛四周浮肿；睡前用浸泡过的茶袋压在眼皮上10分钟，再涂上眼霜。

（5）眼部防眼袋。使用含小黄瓜及荨麻萃取植物精华成分的眼霜，可有效舒缓眼部浮肿。另外如果鼻子出了毛病也会产生眼袋，由于眼睛内眼角有一个鼻内管，通到下鼻道，如果下鼻道的下鼻甲涨得太大，就会把鼻内管下面的出口塞住，水分无法排出，眼袋就会肿起。对此应该在睡觉前慢动作原地踏步，30分钟就能达到下鼻甲收缩的效果，可以轻松地把眼袋赶走。

（6）防止黑眼圈。眼部卸妆时要彻底清洁，避免色素沉淀；可选择含有维生素C、E成分的眼霜轻轻按摩，帮助血液循环。眼霜使用在脸部乳液前，之后脸部乳液不要再重复擦拭于眼部。

（7）胸部保养。由于乳房由胸部肌肤承托，所以细心护理这部分皮肤十分重要。除了游泳、跑步等特殊运动项目可以使胸部健美外，一些健胸的化妆品也能起到同样的作用。将胸部清洁后，用热毛巾敷一下，然后双手蘸上按摩乳，由下至颈部进行按摩，至乳液全部吸收。

（8）腿部保养。因为不注意保养，一些人的腿部会出现浮肿，既影响美观又有碍健康。在进行腿部护理时可选用清除腿部浮肿的喷雾剂喷在浮肿的部位，用手轻轻按摩，直到喷雾剂完全被皮肤吸收，也可用有温热作用的润肤膏，将导致浮肿的废弃物排出体外。

（9）美发。做完了身体其他部位的护理，这时不可忘了修护你的一头秀发。如果睡觉前不洗发的话，可以用木梳沾着水从头顶至发梢逐渐梳理，选用密一些的齿梳在头皮处多梳几下，这样可起到按摩头皮的作用。然后，将头低下，让秀发披散下来，仍用木梳从上至下梳理，使营养成分由上至下深达发梢。梳理几次后，将秀发还原成原型，发帘部分可用卷发器卷好，再戴上发网或眼帽睡觉。如果你刚刚洗头，那么睡前一定要将秀发风干了或用吹风机将其吹至半干。这种状态下的头发易于定型。喷上定型发胶，整理出你所喜爱的发型，第二天早上便能省去许多麻烦，只须沾些清水梳理即可。

美丽原理：晚上11时至凌晨5时是皮肤细胞生长及修复的旺盛期，护肤品吸收率在此时会比日间高一倍。因此护肤霜也有日、夜之分，夜间护肤品着重滋养及加速新陈代谢，滋润度及成分浓度比日霜高。

3. 睡觉前不能吃的5类食物

（1）咖啡因

很多人都知道，含咖啡因的食物会刺激神经系统，还具有一定的利尿作用，是导致失眠的常见原因。

（2）辛辣食物

晚餐吃辛辣食物也是影响睡眠的重要原因。辣椒、大蒜、洋葱等会造成胃中有灼烧感和消化不良，进而影响睡眠。

（3）油腻食物

油腻的食物吃了后会加重肠、胃、肝、胆和胰的工作负担，刺激神经中枢，让它一直处于工作状态，也会导致失眠。

（4）有饱腹作用的食物

有些食物在消化过程中会产生较多的气体，从而产生腹胀感，妨碍正常睡眠，如豆类、大白菜、洋葱、玉米、香蕉等。

（5）酒类

睡前饮酒曾经被很多人认为可以促进睡眠，但研究证明，它虽然可以让人很快入睡，但是却让睡眠状况一直停留在浅睡期，很难进入深睡期。所以，饮酒的人即使睡的时间很长，醒来后仍会有疲乏的感觉。

美丽原理：夜里能否睡得好，晚上吃了什么非常重要。临床营养学家指出，导致睡眠障碍的原因之一，就是晚餐中吃了一些“不宜”的食物。如果晚上吃了上述食物会让你夜不能寐。

二、运动后美容的注意事项

1. 不同运动时段的注意事项

（1）运动前：最好洗把脸

肌肤在运动的状态下，毛细血管呈扩张状态，新陈代谢加强，会分泌出大量汗液，而汗液中的酸性物质容易伤害表层肌肤。尤其脸部有油污时，酸性的汗液容易和油污混合在一起，会堵塞毛孔，甚至令肌肤过敏。因为这个原因，最好在运动前洗个脸，将油污等去除干净。

（2）运动时：喷点保湿喷雾

运动时皮肤的新陈代谢非常旺盛，肌肤表面的水分也会大量流失，因此建议在脸部喷一点无油的保湿喷雾，防止肌肤缺水。如果有条件，可以选择一些含有消炎、抗菌成分的保湿控油产品，可减少过敏的发生。

当然，如果运动时间不是很长（如不超过一个小时），也可以不喷，让肌肤自由呼吸。

（3）运动后：别用营养霜

运动后的一个小时内，肌肤仍处于疲惫期，还未做好充分吸收营养的准备，此时给肌肤补充润肤的营养品不容易被吸收。因此，运动后洗干净脸，让肌肤先恢复一段时间，再补充营养霜即可。

美丽原理：适度的运动可以帮助循环，促进新陈代谢，从而改善肌肤的状况，而运动的不同时段皮肤的状态不同，应掌握好不同时段护肤的注意事项。

2. 出汗后的皮肤护理策略

跑动、跳跃、流汗，享受活力的同时，还修炼了身材。但运动也常常有烦恼：流汗会给肌肤带来伤害吗，运动时需要保养吗？为了运动并美丽着，增加一点运动护肤的技巧很有必要！

运动前皮肤状态较为松弛，这时千万不能因为爱美而带妆运动。化妆品经过汗液的刺激和阳光的照射，会对肌肤产生不良反应。如果运动时间较长，化妆品与汗液杂糅生成的面部污垢，会给肌肤造成更大的损伤。特别是油性肌肤，如果脸上残留有汗液或是污垢，运动后毛孔会更容易阻塞，粉刺和过敏就会趁虚而入。所以，运动前一定要完整的卸妆。户外运动之前一定要记得使用防晒品。

运动中皮肤的表皮细胞活跃，皮肤新陈代谢加快。在运动过程中应多喝水，这样不仅有利于排汗排毒，更帮助皮肤畅通呼吸。因此，随身带上一瓶纯水，如果是补充能量和盐分的运动饮料就更好了。汗水长时间留在肌肤上容易造成毛孔阻塞，肌肤氧化。这时一支保湿喷雾就能解决所有问题。它含有肌肤所需的微量元素，直接喷在脸上，可随时补充皮肤流失的水分。需要注意的是，在流汗的脸上喷喷雾时，不要用手拍打，要用纸巾或毛巾轻轻按压沾除多余水分。

运动后皮肤对营养成分的吸收效果特别好，运动过后休息一段时间，沐浴是第一步。运动后沐浴不仅可以洗去皮肤表面的污垢，促进血液循环，还能调节皮脂腺与汗腺的功能，使肌肤更光滑。在此推荐使用含茶树、芦荟和柑橘等天然成分的沐浴液，不但有镇定、清爽效果，而且特别适合易受细菌感染的肌肤。接下来，可以用塑身霜代替润肤霜涂抹身体，因为运动后血液循环加快，紧致塑身霜能够更好的发挥功效。运动后，最好用含有矿物泥成分的产品进行按摩或敷面，可有效清洁皮肤，改善皮肤新陈代谢。方法很简单，先在脸上涂按摩膏，然后用手指顺着面部肌肤的纹理由下而上画圈式进行按摩。每次按摩十分钟左右。最后不能忘了为肌肤做足滋润的功课。这时的肌肤经过运动，新陈代谢加快，清洁后毛孔也完全打开，涂抹具有保湿和抗老化作用的产品，会有更好的效果。如果是油性肌肤，可以使用一些控油产品来调节面部油脂的分泌。

美丽原理：汗液和皮脂分泌正常，在皮肤上混合后形成皮脂膜。出汗过多，汗与皮脂的比例失调，皮脂就会被汗水冲掉，变薄。在这种情况下正常的弱酸性皮肤会变为碱性，细菌的抵抗力减弱，杀菌力也下降。有人会因此而产生皮肤病，也有的人皮肤会因此一时变得粗糙。所以为了运动并美丽着，增加一点运动护肤的技巧很有必要！

3. 运动后科学饮水

运动后如果不掌握科学的饮水方法会造成水中毒，水中毒对人体细胞，特别是对大脑细胞的损害较重。一旦脑细胞水肿，颅内压就会升高，出现一系列神经刺激症状，如头疼、呕吐、嗜睡、呼吸及心跳减慢，严重的还会昏迷、抽搐甚至死亡。很多人运动后，往往一通狂饮。这样大量喝水不但稀释了血液中的盐分，还会引起新的大量出汗，使盐分又随着汗水排出体外。结果是越喝越渴，越渴越想喝水，最终使体内水与电解质的平衡被破坏，在不知不觉中形成水中毒。轻者头晕、眼花、口渴、重者肌肉无力、胃疼，突然抽搐晕倒。为此需要掌握科学的饮水习惯。

（1）不渴也要喝点水，千万不要等口渴了再去喝水。

（2）饮水时要补点盐。因为运动后盐分随汗液排出体外，单纯的补水已经不能满足身体的需要。

（3）喝水前漱漱口，润湿口腔和咽喉。

（4）喝水宜慢不宜快。不论多渴，都要坚持先喝少量水，停一会儿再喝一些。

美丽原理：人体内的水、电解质保持稳定和平衡，新陈代谢才能顺利进行。当人体大量饮水，而又没有适当补充盐分时，血样被稀释，就会导致血液渗透压降低，水通过细胞膜深入细胞内，致使细胞水肿，也就是人们常说的水中毒。

4. 运动后不宜马上洗澡

气喘吁吁、汗流浃背……长跑后汗水浸透衣服，贴在身上腻得让人烦躁，真恨不得马上冲个澡。殊不知，刚刚结束长跑，马上洗澡，身体倒是清爽了，可却给健康造成了危害。

运动后马上洗热水澡会造成心脏和大脑供血不足，容易使人处于缺氧状态，轻则导致头脑不清醒、头晕眼花；重则虚脱休克，甚至还容易将一些慢性疾病“请上门”来。专家指出，几乎所有的陆上运动结束后都不能立即洗澡，而从事跳水、游泳等水上运动后，则应赶快洗澡。

长跑完20分钟后再去洗澡比较适宜。当然，运动后最好不要空着肚子洗澡。由于洗澡同样消耗能量，所以，洗澡前，如果感觉饿了，不妨垫点饼干、巧克力、面包等。

美丽原理：运动时人体的血液循环本来就加快了，当停止运动后，需要有一段时间让血液循环的速度停下来，使其恢复平常水平。如果马上洗澡，就会继续增加皮肤中的血液流量。这会使肌肉继续处于紧张状态，身体更加疲劳。

5. 运动后进餐时间的选择

一般人认为运动完半小时后才能吃东西，想运动瘦身的人至少要1.5～2小时后再进食，否则会因为吸收好而变得更胖。但是专家指出：运动后的身体需要补充大量的热量及其他微量元素，并且新陈代谢率非常高。在运动结束后只有及时进餐，补充的营养才能转化为身体所需要的热量，从而降低转化为脂肪的几率。

大强度的运动后，身体新陈代谢率升高，这时进餐，可以帮助身体中有害物质的排出。运动后进餐应该以蛋白质和碳水化合物为主，二者比例为1∶2，如一个小馒头或是三四片面包配一个煮熟的鸡蛋，分量不要太大，还可以喝少量的鲜榨果汁。

相反，如果1～2小时后再进餐，不仅会饥肠辘辘，还错过了营养吸收的最佳时机，即使营养摄入得够多，身体吸收的却不好。

并且，运动结束1～2小时后，身体新陈代谢恢复正常，身体所需的热量得到补充，这时再进餐，吸收的营养物质大部分转化为脂肪存留体内，决不会起到减肥的效果。

美丽原理：无论是想瘦身减脂还是想增加肌肉而健身的人都应在运动后及时进餐。这是因为运动的过程就是体力消耗的过程，大强度的运动消耗了身体大量的营养。运动结束后，身体处于营养吸收最好的时机，这时补充营养，身体吸收的状况最好。而只有及时补充身体所需的营养，才不会对身体造成伤害。

6. 运动后的膳食原则

在剧烈的体育运动后，人们往往感到腰腿或全身肌肉酸痛，疲惫不堪，也许还有饥渴难耐之感。在这种时候，该喝什么饮料为宜，又该吃什么食物为好呢?

众所周知，食物可分为碱性食物和酸性食物两个大类，人们进食必须酸碱食物搭配才能维持体内血液酸碱度即PH值的平衡。所谓酸性和碱性食物，并非由口感或味觉来识别，主要是看食物被机体吸收氧化后所蕴含的化学元素来作为鉴别的依据。大凡含氮、硫、磷等非金属元素较多的则为酸性食品，而含钠、钾、钙、镁等金属元素较多的乃是碱性食品。并非味道酸的就是酸性食品，比如醋是酸的，柑、梅、杏等水果也是酸的，但它们非但不是酸性食品，恰恰相反，却是典型的碱性食品。又如粮食、糖果、糕点、鱼、猪肉及其他动物肉类等，则不是碱性食品，全都属于酸性食品。

在一般情况下，人体血液的酸碱度是平衡的，而以略微偏于碱性为好。在紧张的体力劳动和剧烈的体育锻炼之后，体内的糖、脂肪、蛋白质会大量分解而产生较多的酸，使人感到腰腿或全身肌肉酸痛，并且使人感到疲劳倦怠。倘在此种情况下大喝可口可乐，势必“火上加油”，因为可口可乐含糖分较高，属酸性食品，这样定会增加血液中的酸度，从而更为加重人体肌肉的酸痛程度，使疲劳更无法及时消除。那么，在劳动或锻炼之后到底该吃什么东西好呢？应当吃碱性食品。在动物性食品中，只有奶类和动物血属碱性食品，其他都属酸性食品。在饮料方面，最好是喝牛奶、豆浆和饮茶水、果汁（不加糖），喝矿泉水或白开水亦可。

至于运动后喝盐水好还是喝糖水好，应根据具体情况灵活掌握。一般来说，在出汗较多的情况下，特别是在夏天从事剧烈运动时，应适当喝些淡盐水。夏天气温高、湿度大，人体通过排汗将大量热能及时散发掉，以保持体温的相对稳定。在机体大量排汗的同时，带走了不少无机盐，如钠、钾、镁等。据测定，跑一次马拉松，随汗液带走30克氯化钠。而一个人每天从食物中摄取的氯化钠只有10~15克，这样势必引起机体缺盐，以致疲乏无力，甚至引起肌肉痉挛或抽筋。因此，夏季从事剧烈运动时，适当喝些淡盐水是必要的。

在强度不太大、时间不太长、环境温度不太高的情况下运动，体内产生的热量较少，不会产生大量排汗和无机盐丢失现象。这时，既不需要喝盐水，也不需要喝糖水。

如果运动时间比较长，如跑马拉松，长距离骑自行车等，体内能量消耗比较多，就应适当喝些糖水或糖盐水。至于一般的体育锻炼，就没有必要喝糖水了。

至于食物，最适宜于在劳动和锻炼之后吃的，莫过于豆腐、豆腐干和各种豆制品，还有新鲜水果、瓜类及各种蔬菜，这些都是很好的碱性食品。海带被称为“碱性食物之冠”。此外，将芝麻与黄豆炒熟，加生姜丝和少许盐，用开水冲泡着吃，止渴又可充饥。芝麻、黄豆、生姜都是很好的碱性食品，吃了以后对降低血液中的酸度和消除疲劳，同样是很有益处的。

美丽原理：由于运动后人体内能源物质、维生素和矿物质大量消耗，尤其是剧烈运动消耗更大，所以在健身后一定要多补充蛋白质、维生素等身体必须的营养元素，饮食上最好荤素搭配，多喝白开水。

7. 运动后要补充的五种元素

（1）维生素E

28%的运动者缺乏维生素E，人体每天需补充15毫克维生素E。维生素E能增强免疫力，天然高脂的植物油，坚果和种子等，通常含有丰富的维生素E。

补充方法：多准备一些谷物食品，例如速食全麦食品，通常一杯便可含15毫克维生素E。

（2）铁

20%的运动者缺铁，人体每天要补充18毫克铁。铁能输送身体所需的氧气，但只有牛肉、羊肉和家禽类等肉中所含的亚铁血红素才能直接被人体吸收，蔬菜中的铁元素吸收率就没那么高。

补充方法：每天吃一些瘦肉，肉类颜色越红，它可能含有的亚铁血红素就越多；牛肉含铁量比鸡肉或猪肉高。另外，10个蒸熟的蛤蜊的含铁量达26. 6毫克之多，并且卡路里含量很低，只有141卡。

（3）钾

大部分运动者日摄取钾元素不到推荐量的一半，人体每天要补充4700毫克钾。钾有助于收缩肌肉，调节流汗时的体液和矿物质平衡。造成缺钾的原因，是吃的水果和蔬菜不够多。

补充方法：最富含钾元素的食物包括——烤马铃薯（每个含926毫克钾）、蚕豆（每200克含502毫克钾）和番茄酱（每200克含453毫克钾）。

（4）锌

至少半数运动者缺锌，人体每天要补充8毫克锌，它能帮助调节新陈代谢。缺锌的原因，是麦芽糖的摄入量不够。

补充方法：多吃豆类食品，每天喝杯豆类麦片就能补充足够的锌。

（5）镁

大部分运动者每天摄取的镁元素只有推荐量的72%，人体每天要补充320毫克镁。镁是产生能量和肌肉活动的基本元素，缺镁的原因，是海鲜吃得太少。

补充方法：多吃海鲜吧，如果不爱吃海鲜，还可以选择半杯速食麦麸（含110毫克镁），熟菠菜（含78毫克镁），或者黑豆（含60毫克镁）。

美丽原理：运动时人体容易流失一些营养元素，这几乎是人人都知道的常识，但人们往往将重点放在补充钙和维生素C上。其实上述五种元素是运动后可能缺乏的，在运动后应及时补充。

三、产后美容的注意事项

1. 产后美容护肤须知

（1）产后不宜多洗头，专家指出，产后两个星期才可以依照平时一样洗头。除此之外，发觉头发污秽时，可用干洗方法补助，就是将三块纱布插进头发中，充分梳刷头发及头肌，事前把适合自己的洗发水均匀地涂在头肌上，如能换过两三次纱布，便相当洁净了。正式洗头的时候，碱及酸性的洗头剂对于产后妇女是极不适宜的，还是使用油质的洗发精比较好一点。烫发及染发要到产后的一个月后才可以。

（2）产前一个月至产后一个月内，应该暂时停止涂指甲油，不然的话，指甲是会变色的，变成极难看的淤红色。在这段时间内，可以使用橄榄油或绵羊油，每星期按摩指甲1~2次，为指甲补充营养。与此同时，指甲应修短些。

（3）产后的一个月当中，最好避免劳神的工作，尤其不能连续地看电视。化妆方面，化妆品及油脂等足以阻塞毛孔，妨碍皮肤呼吸的化妆品能免则免，但是，皮肤保养护理，却不能忽略，比如优良品质的营养霜，应该天天使用。

（4）女性产后，身段多少总会变样。所以，怎样设计改善，是产后妇女的最重要的课程。小腹容易松弛，此其一；腰围容易粗大，此其二。为了避免这种情形，可以采用肚兜，为期大约四个月之久，不过，要注意肚兜勿过于紧窄，以免影响健康。

（5）产后妇女最担心的，要算胸部方面了，因为妇女产后，其胸部特别容易下垂。稍为趋向时代化的女性，对胸围特别注意，故产后的妇女，配上合适的胸罩是少不了的。另外，可用美乳霜，每天按摩乳部一次，按摩的方法是：用掌由下而上地分两边按摩，切不可用力，否则会弄巧成拙。

（6）妇女在产后两星期，方可正常洗澡，因皮肤容易干燥，所以洗后最适宜搽点乳液，润泽皮肤。手、足及口唇，也特别容易干燥，最好选用含有维生素A及维生素D的油膏，这样，对于产后本身的容貌及身段自然可保持原来的美丽了。

美丽原理：生育对女性的身体影响很大，产后的女性在生理上会发生一系列的变化。由于产后女性身体内激素分泌的变化以及精神压力、产后调养不当等原因，新妈妈会遇到一系列的烦恼，诸如黄褐斑的出现、皱纹的增多、肤色的晦暗、头发的脱落、指甲的断裂及生育性肥胖等。此时不宜着急化妆美容，尤其在产后初期，应以休息调养为主。

2. 产后中药美容

传统的中医药是一个开发美容护肤用品的宝藏。很多味药材都有养颜的作用，给肌肤以最贴心的眷顾。

（1）人参：珍贵的驻颜灵丹

众所周知，自古以来人参一直是一种昂贵的药材，食用它可增强人体抵抗力，延缓衰老。人参分为很多种，有高丽参、红参、野参、党参，主要的功能是补中益气、润肺生津及促进血液循环。现在人参被应用于美容护肤中，因其极强的抗氧化能力而备受关注。不仅如此，人参提取物还具有平抚皱纹、促进血液循环、加速新陈代谢等多重功效，可有效调理肌肤，恢复其健康年轻状态。

（2）当归：让肌肤红润娇艳

中医认为，当归味甘、辛，性温;归肝、心、脾经，具有补血活血、祛淤生新之功效，对于因血虚所致的面色不佳有较好的疗效。长期服用当归，可使面部皮肤重现红润色泽。在当今美容热潮中，美容养颜效果极佳的当归自然也加入其中。当归不宜单独服用，与鸡汤或鸭汤同煮，效果可倍增。

（3）龙胆草：让你冰肌如雪

在很早的药材书籍上就有记载，龙胆草是极品中药、美容药材，具有舒缓、镇静及滋润肌肤的功效，无论是内服或外用，都是珍贵的美容极品。据说，这种有着奇特名字的珍贵植物要经过5～10年才能成熟。因其具有高耐受性，可抵抗各种恶劣环境，经精细提取后的龙胆草萃取液被用于护肤品中，使肌肤抵抗力自然增强，同时兼具美白与保湿的功效。

（4）薏仁：汉方中的“平民天后”

在众多昂贵稀有的中药材中，薏仁可以称得上是“平民天后”。因其价格低廉，使得更多的人能受益于它。而薏仁本身所具有的润泽肌肤、美白补湿、行气活血、调经止痛等功效十分卓著，应用于皮肤上又具有自然美白效果，能提高肌肤新陈代谢与保湿的功能，可有效阻止肌肤干燥的现象。

（5）银杏：天然抗氧化剂

在传统中医学中，银杏树是一种耐寒耐热的植物，在恶劣环境中仍可茁壮成长，生命力非常旺盛。从银杏液中可提炼出口服或涂抹用的精华素，一直备受草药家的推崇。银杏是一种抗氧化剂，可促进肌肤的血液循环、减少自由基的生成，防止自由基对皮肤的伤害，可以预防皮肤的敏感反应，尤其是光敏感反应。所以，平常用银杏叶泡茶喝可是不错的选择。

（6）灵芝：衰老肌肤的救星

它对肌肤的保养作用是全方位的。灵芝腺苷及腺苷衍生物可抑制血小板肌醇的磷酸化，使得磷脂酰肌醇的生成减少，抑制了血小板机动蛋白的聚合，从而降低了血液粘度，改善人体血液循环，防止血栓病，如血液不畅、机体无力等疾病。从而对改善和保护组织及脏器功能十分有利，机体的健康通过皮肤表现为肤色变白、透红、滑润有光泽。

（7）珍珠粉：美白肌肤的老牌劲旅

珍珠粉用于养颜已有悠久的历史。但遗憾的是，仍有一些人的使用方法是错误的。她们把珍珠粉调在牛奶或果汁中敷在脸上，以为这样有效成分就能为肌肤吸收。其实最有效的方法还是口服。珍珠粉中的主要成分——碳酸钙能平肝定惊、养肝明目。长期服用可清除体内的火气，这样痘痘、红斑等就不能再继续为害了。更重要的是，珍珠粉有安神的作用。

睡得好了，气色自然就好了。也许在短时间内看不到显著的效果，但要是坚持服用，功效就能逐步显现了。

美丽原理：现在的化妆品广告更多地融进了“科技”的成分。动辄就出现诸如“最新研究成果”之类的用语，除此之外，还要附上一些意义不甚了了的英文缩写，以标榜其产品的前沿性。但是，化妆品毕竟不同于药品，其市场准入条件不如后者那样严格，所以，这些所谓的“高科技成果”到底有多少作用，恐怕也难有定论。而相形之下，传统的中医药却是一个开发美容护肤用品的宝藏。很多味药材都有养颜的作用，你不妨在产后的保养护理中适当使用。中西结合，才能给你的肌肤以最贴心的眷顾。

3. 产后祛斑

在孕期常见的面部色素沉着称为黄褐斑，由于它以鼻尖和两个面颊部最突出，且对称分布，形状像蝴蝶，也称为蝴蝶斑，它是由于怀孕后胎盘分泌雄孕激素增多而产生的，因存在个体差异，有的孕妇斑重一些，有的轻一些。生产后体内雄孕激素分泌恢复到怀孕前的正常平衡状态，大部分人脸上的斑会自然减轻或消失，但也有人依然如故，这就需要进行调节。

（1）目前流行的几种祛斑方法

a. 针灸祛斑——属中医范畴，调节经络，改善人体内分泌。

b. 激光祛斑——用先进的激光仪器除去色斑。

c. 磨削祛斑——用机械磨削的方法，祛除表层色斑。

d. 果酸祛斑——用高浓度果酸剥脱表皮，较以往的化学剥脱安全可靠，达到“换肤”目的。

e. 中草药祛斑——遵循中医原理，服用具相应功能的中草药制剂，外加敷中草药面膜，由内而外治愈色斑。

f. 药物祛斑——口服维生素C，并结合静脉注射维生素C。

祛斑方法多多，但效果因人而异。目前最安全、有效消除妊娠黄褐斑的方法还是属中医范畴的中草药祛斑和针灸祛斑的结合，这种方法虽然见效慢，但安全可靠，治标治本，不易反弹。

（2）选择适当的护肤品

a. 选用天然成分及中药类的祛斑化妆品。

b. 运用粉底霜、粉饼对色斑进行遮盖，选用的粉底应比肤色略深，这样才能缩小斑与皮肤的色差，起到遮盖作用。

c. 避免日晒，根据季节不同选择SPF（防晒系数）不同的防晒品。

（3）注意日常饮食

a. 多食含维生素C、维生素E及蛋白质的食物，如：西红柿、柠檬、鲜枣、芝麻、核桃、薏米、花生米、瘦肉、鱼类等。维生素C可抑制代谢废物转化成有色物质，从而减少黑色素的产生；维生素E能促进血液循环，蛋白质可促进皮肤生理功能。

b. 少食油腻、辛辣、粘带食品，忌烟酒，不饮用过浓的咖啡。

（4）自制简便易用的面膜

上面谈到很多食品对祛斑有辅助作用，可以将它们制成面膜，在家敷面，也可收到一定的效果。

a. 将冬瓜捣烂，加蛋黄一只，蜂蜜半匙，搅匀敷脸，20分钟后洗掉；

b. 将黄瓜磨成泥状，加入一小匙奶粉和面粉，调匀敷面，15～20分钟后洗掉。

平时也可用黄瓜汁、冬瓜汁、柠檬汁等涂擦面部，持之以恒，均会奏效。

美丽原理：产后色素沉淀与年纪、身体状况有关，但可以确定的是，防晒和适量地补充维生素C是避免妈妈们变黑、产生斑点的第一步。最简单可行的补白法是：每日清晨起床后先喝1杯温开水，在吃过早饭后，服用1粒维生素E胶囊和3粒维生素C，并确保1天1瓶牛奶的摄入，即可使皮肤变得神清气爽。

4. 学习明星产后减肥绝招

美丽的明星妈妈们，虽然怀孕的时候，也无可避免的变胖，但却总是能在产后迅速恢复好身材，甚至是比生产前更加凹凸有致。到底明星孕妇们的瘦身方式有哪些？哪些又是可以善加利用的呢？

（1）陈孝萱产后减肥绝招

在生下宝宝不久就复出主持女性保养节目的陈孝萱，不仅已经恢复生产前的体重，而且胸部丝毫没有缩水，真是让人羡慕。陈孝萱产后瘦身秘诀何在呢？

a. 练瑜伽。虽然瑜伽对于瘦身的帮助没有那么明显，但由于动作的伸展吐纳，可以帮助恢复身体的状态。特别是其中许多动作与产后恢复的动作类似，可以帮助放松肌肉，保持子宫健康，尤其是产后怕寒的体质，练瑜伽是不错的选择。

b. 塑身保养品。皮肤在怀孕时受到拉扯，产后在肚子、大腿和臀部等位置，都容易有纹路的产生。所以，陈孝萱在产后搽瘦身霜来帮助局部的雕塑和恢复肌肤的紧实。

c. 穿调整内衣。产后身材更魔鬼的陈孝萱，其实调整型内衣帮了不少忙，因为调整型内衣除了能将赘肉雕塑，更能够使胸部更集中提升，身材更魔鬼。

（2）安吉利娜茱丽产后减肥绝招

在非洲产下Baby的安吉利娜茱丽，很快就恢复身材是因为热爱运动和大自然的原因，她在产后凭借练瑜伽和喂母乳，短时间就有所成。另外，选择在非洲生产的她，产后喝一种非洲产的大蒜和生姜制成的茶，主要添加了香辛料的成分，对加速新陈代谢和消除脂肪都有不错的效果。

（3）维多利亚产后减肥绝招

维多利亚三度生产身材依旧骨感，令很多怀孕女星向她讨教秘诀。维多利亚透露，在产后依靠严格的饮食控制：无脂肪、高纤维和低碳水化合物，避免油腻和甜食，并且每日执行规律的运动。在东方人看来，这种方法很伤身体，而且没有惊人的意志力也很难办到。

美丽原理：产后减肥的饮食原则应该是平衡膳食，避免高脂肪、高热量的食物，既要保证胎儿和孕妇摄取足够的营养，又要避免营养过剩。饮食结构首先要合理，孕妇每天所摄取的蛋白质、碳水化合物及脂肪类食物要搭配好。其次是要适量。产后应该增加营养，但不要偏食鸡鸭鱼肉蛋，而应荤素食搭配，牛奶、蔬菜、水果、主食都要吃，尽量少吃甜食、油炸食品，少吃动物油、肥肉和动物内脏。

5. 产后综合美容要诀

（1）脸部护理

a. 补水保湿去角质

皮肤表面覆盖着一层由皮脂、角质细胞和汗液组成的薄膜，具有滋润皮肤的作用，而且角质层中有自然保湿成分，使水分得到了保持，如果角质层中水分下降到正常的10%~20%时，可能出现皮肤干燥、粗糙。在妊娠后期以及分娩后，由于受到内分泌的影响，暴露的面部皮肤水分蒸发加快，皮肤角质层水分缺乏，开始出现肌肤衰老的迹象，皮肤不再像往日那般柔滑细致，脸上肤色开始不均匀，肌肤对护肤品的吸收也不好。去角质的目的就是为了增加皮肤血液循环，加速粗硬老化角质如期脱落，加速新陈代谢功能正常。新妈妈在经过了十月怀胎及生育后，脸上必然积聚了很厚的角质层，所以在进行美丽新生的第一步，就是彻底去角质。一般情况下在按摩及洗脸后进行去角质，这样可促进粗硬角质软化，去角质更有效。鼻周、额头、下巴部位的油垢角质最多，可以使用适量的天然角质乳或角质霜，轻轻揉擦脸部的粗糙角质。去角质时要依皮肤生长方向脱，不可太用力，也不要一下子脱得太多，以防过度刺激，引起皮肤焦伤或脱皮、敏感。

b. 清心祛火灭痘痘

很多新妈妈都提出，生过宝宝以后，痘痘会经常出现在嘴边，而且痘痘都长得比较大，有肿痛的感觉。这是因为产后内分泌发生了变化，导致情绪压力及睡眠都受到影响，所以易生痘痘；另外坐月子新妈妈都会恶补营养，这对于身体比较燥热的新妈妈来说，就容易上“火”，所以痘痘问题就经常是产后的肌肤特征。为此，在生完宝宝后尽快恢复正常的护肤程序，特别是要勤洗脸，同时要选择性质温和的洗面奶或补水又不含油分的面霜；另外，要多喝水、多吃含有维生素C的水果蔬菜，注意肠胃排泄正常。

（2）胸部护理

哺乳期间不能在胸部涂抹塑胸产品，但可以在这个时期多多补充蛋白质和胶质，比如多吃猪蹄和牛筋。哺乳期过后可用美胸产品，紧实型健胸霜最适合新妈妈使用，配合正确的按摩手法，坚持一段时间，肯定能看到成效。

（3）腹部护理

怀孕时因子宫变大而使表皮层承受大幅度的拉扯，真皮受到扩张的压力，脂肪组织开始断裂，并且出现轻微发炎及红肿，这种肌肤上的症状就是妊娠纹。新妈妈出现妊娠纹的位置大多在下腹部、肚皮处和胸部。专家指出，调理腹部肌肤的最佳时间为产后1~6个月，可以配合使用祛妊娠纹的产品，但一定要选择不影响哺乳的产品。首先要确保肌肤的滋润度，最好从怀孕开始就注重润肤乳霜的保养，每天搽抹全身以保持肌肤的滋润度，即使产前没有妊娠纹的新妈妈，同样不能省去这个步骤。

其次要注意运动瘦身，不要急于产后速瘦，而是要配合适当的运动，这样才不至于忽胖忽瘦，让妊娠纹有机会跑上身。

（4）头发护理

由于孕期荷尔蒙的改变，一些新妈妈的头发会变得稀疏而没有光泽。头发的更新与体内雌激素水平有着密切关系，怀孕后，雌激素分泌增多，导致毛发更新缓慢，很多应在孕期正常脱落的头发没有脱落，一直保存到产后；产后激素水平下降到正常，衰老的头发就纷纷脱落，造成大量脱发的现象。产后脱发是一种暂时现象，多半会在产后2~3个月中发生，但到3~6个月以后就会恢复正常了。

a. 适度清洗头发

健康毛发的前提是清洁。头发根部的毛囊皮脂腺持续不断地活动，每天分泌的油脂容易黏附环境中的灰尘，头发就会变得暗淡、干燥、开叉，甚至断裂脱落。每天采用正确的方法洗头，不但不会洗坏发质，还可以及时清除油脂和污垢，防止头发干燥、开叉，减少头发受损机会和断发机会，有效控制头皮屑的产生，保持头发整洁秀丽，令头发更健康亮泽。

b. 按摩头皮

新妈妈们在洗头发时应避免用力去抓扯头发，正确的方法是用指腹轻轻地按摩头皮，以促进头发的生长以及脑部的血液循环。每天用清洁的木梳梳头100下也是不错的一种按摩方式。

（5）腿部护理

不少妈妈都抱怨自己在生完孩子后，不仅腰围尺寸不断上升，一双腿也变得又粗又肿，而且肌肤粗糙。一般来说，在生育之后，大腿和小腿都可能会发生浮肿，这是因为分娩后身体还没有完全恢复，体内还有炎症；

另外，水肿体质的人在生宝宝后更容易出现水肿现象。其次，生育对内分泌系统会造成一定的影响，因而对皮肤也会产生作用，所以不少新妈妈会发现腿部的肌肤变得暗淡粗糙，有些还可能出现橙皮组织。此时应加强对腿部的按摩，可以挑选一款精油，取一至两滴滴在腿上，随后用揉、捏、推等方式进行按摩。一般来说，用精油按摩是较有效的美腿方式。

a. 推。双手用力放在大腿上，随后，自上向下用力推，重复15次。

b. 拍。不断拍打腿部，使腿部肌肉放松。

c. 捏。用手捏起腿上的肌肉往上提，每次持续3秒。

d. 揉。用手掌的掌心按住大腿上的某个位置，随后作逆时针转动，反复20次。

美丽原理：刚生下宝宝，新妈妈体内的荷尔蒙会发生改变，从而出现角质层过厚、T区多油、痘痘、腿部粗糙浮肿、妊娠纹、脱发等“产后肌肤综合征”。当然，现在这些肌肤问题都不会是新妈妈心头的负担，因为只要掌握方法，新妈妈的肌肤很快就能得到恢复。

四、经期美容的注意事项

1. 月经期的饮食宜忌

（1）忌生冷，宜温热。中医学认为，血得热则行，得寒则滞。月经期如食生冷，一则伤脾胃碍消化，二则易损伤人体阳气，易生内寒，寒气凝滞，可使血运行不畅，造成经血过少，甚至痛经。即使在酷暑盛夏季节，月经期也不宜吃冰淇淋及其他冷饮。饮食以温热为宜，有利于血运畅通。在冬季还可以适当吃些具有温补作用的食物，如牛肉、鸡肉、桂圆、枸杞子等。

（2）忌酸辣，宜清淡。月经期常可使人感到非常疲劳，消化功能减弱，食欲欠佳。为保持营养的需要，饮食应以新鲜为宜。新鲜食物不仅味道鲜美，易于吸收，而且营养破坏较少，污染也小。月经期的饮食在食物制作上应以清淡易消化为主，少吃或不吃油炸、酸辣等刺激性食物，以免影响消化和辛辣刺激引起经血量过多。

（3）荤素搭配，防止缺铁。妇女月经期一般每次失血约为30～50毫升，每毫升含铁0. 5毫克，也就是说每次月经要损失铁15～50毫克。铁是人体必需的元素之一，它不仅参与血经蛋白及多种重要酶的合成，而且对免疫、智力、衰老、能量代谢等方面都发挥重要作用。因此，月经期进补含铁丰富和有利于消化吸收的食物是十分必要的。鱼类和各种动物肝、血、瘦肉、蛋黄等食物含铁丰富，生物活性高，容易被人体吸收利用。而大豆、菠菜中富含的植物中的铁，则不易被肠胃吸收。所以，制定食谱时最好是荤素搭配，适当多吃些动物类食品，特别是动物血，不仅含铁丰富，而且还富含优质蛋白质，是价廉物美的月经期保健食品。可选择食用，满足妇女月经期对铁的特殊需要。总之，月经期仍应遵循平衡膳食的原则，并结合月经期特殊生理需要，供给合理膳食，注意饮食宜忌而确保健康。

美丽原理：月经期间，抵抗力下降，情绪易波动，有的人可出现食欲差、腰酸、疲劳等症状。因月经失血，尤其是月经过多者，每次月经都会使血液的主要成分血浆蛋白、钾、铁、钙、镁等丢失。因此在月经干净后1～5日内，应补充蛋白质、矿物质及补血的食品。选用既有美容、又有补血活血作用的食品和中药，如牛奶、鸡蛋、鸽蛋、鹌鹑蛋、牛肉、羊肉、猪胰、芡实、菠菜、樱桃、桂圆肉、荔枝肉、胡萝卜、苹果、当归、红花、桃花、熟地、黄精等。

2. 经期护肤攻略

一个月当中的某些日子里，你的心情特别好，皮肤细腻、红润、有光泽，但到了某些日子，无论你怎样调整，情绪就是好不起来，皮肤也会变得特别糟糕，这究竟是什么原因呢?其实，这一切均源于女性每月一次的生理周期（月经）。

（1）生理期的焦躁期

在经期即将到来的前一周，麦拉宁细胞异常活跃，此时应注意防晒美白和祛皱。黑斑、皱纹的形成和女性荷尔蒙有相当大的关系，这期间从事户外活动时很容易产生皱纹和斑点，即使在秋冬季也要注意防晒，再选择以含果酸、核酸、维生素C等具有美白效果的产品来保养肌肤，尤其是维生素C，不但能抑制麦拉宁色素的生成，还能平抚皱纹，甚至可降低导致麦拉宁色素增加原因之一的过氧化脂质。另外，维生素B_2可改善皮肤粗糙，阻止面疮的生成。预防皱纹产生的最基本对策是避免紫外线的照射，因此防晒乳液是你的上佳选择。一般人容易疏忽手部的防晒，认为早上擦过手霜就可以了，但手部防晒品无法抵抗长时间日晒，一旦洗手流失时，别忘了再涂抹。另外，在此期间应加强对皮肤的清洁保养，使用柔和的洁面剂清洁，再拍上充足的爽肤水滋润皮肤。

（2）生理期间的暗淡期

这是肌肤最为敏感的时期。洗脸、洗头动作要轻柔，使用的洗脸用品与洗发精要含有保湿成分。因经期血液循环不良，易出现贫血现象，可适当补血。在此期间，有些人肌肤状态会变得干燥敏感，有的人还会出现皮肤粗糙、浮肿的现象，最好全面使用各种保湿护肤品。经期女性会感到非常疲倦，为了消除眼部的疲倦感，减轻眼周黑晕，可做一些特殊的护理。每日用冷霜在眼周围做眼部按摩，轻轻地在眼周画圈，然后用手指轻扣眼眶，点压眼眶上的穴位。按摩完毕洗去冷霜。将两块化妆棉浸泡在茶水中，然后取出敷在眼睑上，10分钟后取下，可消除经期的眼部疲劳、浮肿及黑眼圈。经期妇女的化妆要与往日有所不同，才会容光焕发、明艳亮丽。应选用略带粉红色的滋油性粉底，以减轻面部的晦暗。在下眼睑处涂上遮溺膏，以遮盖黑眼圈；在上眼睑涂一层淡淡的棕色眼影，以减轻浮肿的感觉。然后选择与服装同色系但鲜艳一些的颜色，涂在眉骨下，以增强眼部的立体感。唇膏的色泽要选择鲜艳一点的，再涂上一层亮光油，腮红的颜色要与口红、眼影及服装互相协调一致。为了避免脸色发暗和皮肤变得粗糙，应保持充分的睡眠，这是经期美容护肤的关键。

（3）生理期后的欢心期

这是一个月里肌肤状态最好的时期，可以趁此良机去做脸部按摩、脱毛、去粉刺，让肌肤晶莹剔透、光滑动人。这个时期里荷尔蒙的分泌越来越活跃，正好对肌肤进行较大刺激性的保养。头皮也属于皮肤的一部分，它的周期和脸部皮肤相同，处于稳定期，头发状态最佳，像烫发、染发、护发等改变造型的尝试，要做正是时候。

美丽原理：一个正常的女人一生中要经历将近四十年每月一次的月经期，女性在月经期间由于体内激素分泌量的变化和一定的失血，大多数会面色暗谈、眼圈发黑，有时候还会出现暗疮，让女性看上去“花容失色”。因此，女性月经期皮肤的护理和化妆就显得很重要。

五、妊娠期的合理膳食调配

为了适应孕妇的各种生理变化，充分满足额外增加的各种营养素和热能的需要，必须合理调配孕妇的膳食。合理调配的原则是以选择食物的种类和数量为基础，恰当地搭配，以达到平衡膳食的目的。

1. 应做到食物多样、谷类为主

每天所进食的食物应包括五大类，即谷类（米、面等）和薯类、动物性食物、豆类及其制品、蔬菜和水果及纯热能食物（植物油、淀粉、糖等）。在一日膳食中应包括以上五类食物，同时在数量上也应适当搭配，应以谷类食物为主，做到粗粮和细粮搭配，除米、面等细粮外，还应适当搭配如玉米、小米、赤豆、绿豆等粗粮，也可增加适量的坚果类如花生、芝麻、核桃等类食物。例如在大米稀饭中调进少许玉米面和一些花生粉，既有营养又可起到调味的作用。也可用小米粉、大麦粉、燕麦粉等来代替玉米粉，以芝麻粉或核桃粉来代替花生粉。这类食物主要提供热能。孕期每天进食500克谷类食物较为适中。

2. 应多吃蔬菜、水果类食物

这类食物主要为孕妇提供维生素如维生素C、胡萝卜素，还可提供矿物质如钙、铁等。例如，100克青菜可提供262毫克钙、33毫克磷、0. 6毫克胡萝卜素、45毫克维生素C等。含钙较多的蔬菜还有茼蒿（883毫克）、鸡毛菜（245毫克）、卷心菜（238毫克）、韭菜（120毫克）、芹菜（187毫克）等，鸡毛菜和茼蒿中含铁也较多（分别为13. 9毫克、12. 0毫克）。每天应吃到500～750克的蔬菜，因深绿色叶菜类中含有较多的维生素和矿物质，故这类菜应占一大半。各种水果也含有与蔬菜相似的维生素和矿物质，但是其含量不及深绿色叶菜类多，同时蔬菜中还有较多的纤维素，具有防止便秘的作用，因此，孕妇不能只食水果，而忽略蔬菜，更不能用水果来代替蔬菜。但是，水果中含有丰富的有机酸，有促进食欲的作用，是蔬菜所不能代替的，每天仍应进食适量的水果。

3. 每天应吃奶类、豆类或豆制品食物

这类食物可提供大量的优质蛋白，此类蛋白质的吸收率和利用率均较高，在人体内可完全利用，有利于孕妇健康和保证胎儿正常地生长发育。另外，这类食物中也含有丰富的钙，也较容易吸收利用。妊娠期间的妇女最好每天至少食用1～2瓶牛奶（每瓶220毫升），可提供约200～400毫克的钙。如每天能喝2瓶牛奶，所供给的钙可占钙需要量的1/4。豆类及其制品不仅含有较多的优质蛋白，还含有不饱和脂肪酸和维生素B_1、B2及烟酸等，对孕妇的健康，尤其是对胎儿的生长发育都非常重要，因此应多食豆类食品。

4. 经常吃适量的鱼、禽、瘦肉、蛋等动物性食物

这类食物含有较多的蛋白质，如每100克瘦猪肉中有17. 7克蛋白质，100克鸡肉中有16. 6克蛋白质，100克鸡蛋中也有约12克蛋白质。同时这

类食物提供的蛋白质含有胎儿生长发育所必需的各种氨基酸，容易消化和吸收，并能够完全利用，因此是最重要的优质蛋白的来源。这类食物中的铁是血红素铁，在人体中吸收利用率较高，可以预防发生缺铁性贫血，对孕妇来说是补充铁的良好食物。鱼类尤其是海产鱼含有较多的不饱和脂肪酸，不仅是孕妇消化能力较弱时的最佳食品，而且能促进胎儿神经系统发育。动物性食物还能提供一定量的脂肪，以补充热能的需要。在这类食物中有较多的脂溶性维生素，如每100克鸡肉中有维生素A41微克、每100克鸡蛋或鸭蛋中含有维生素A约160微克。这类食物品种繁多，可每天交替食用，根据孕妇的食欲来决定食用量和种类，只能是适量，切不可过多，更不能认为营养好而代替主食。

美丽原理：合理的孕妇膳食应包括几大类食物，在各类食物选择不同的食品组成平衡膳食，使膳食多样化，并使各种食物在营养成分上起到取长补短的作用。根据各人的喜好、季节变化来选择食品，尽量做到平衡膳食，以满足母婴的需要。